优生·优育·优教系列

新生儿 婴儿
护理大百科

常艳美 主编

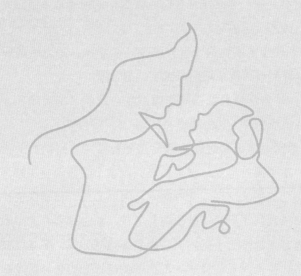

四川科学技术出版社

前言

宝宝出生了，新手爸妈在满怀喜悦的同时，也有着无数的疑问亟待解答：母乳还没有下来，需要先给宝宝喂配方奶粉吗？怎样让妈妈尽快泌乳？怎样喂奶才能让妈妈和宝宝都感到舒适？新手妈妈无法哺喂母乳，配方奶粉怎么选？棉布尿布和纸尿裤，哪个更好？宝宝应该跟爸爸妈妈一起睡还是单独睡婴儿床？婴儿床怎么选？什么样的被褥适合宝宝？宝宝看起来又软又小，该怎么照护？

婴儿期，是宝宝来到这个世界的第一个年头，是新手爸妈由刚刚进入父母状态过渡到游刃有余地照料宝宝的磨合期。

婴儿期，是宝宝从只懂得吃、睡、拉、玩的"小肉球"，到成为一个能站能咿咿呀呀的小人儿的神奇转变期。

本书集合专业知识和经验总结，在养育宝宝方面给新手爸妈贴心而全面的指导。本书涵盖宝宝从出生到满周岁这个阶段最基本的育儿常识与方法，包括婴儿的生长发育、营养需求与喂养方法、日常保健护理、常见疾病的预防和护理、常见意外的预防与急救、新生儿婴儿的早教与智力开发等方面的内容，都是新手爸妈迫切想要知道的知识。在基础知识之外，这本书还给了新手爸妈一些关于养育孩子的建议和忠告，帮助新手爸妈更快更好地理解"父亲""母亲"的角色，陪伴孩子共同成长。

相信有了这本书，新手爸妈能够快速适应新角色，顺利找到属于自己的一套最实用的育儿方法，为宝宝的健康发育、平安成长保驾护航。我们期盼每一个宝贝都能在爸爸妈妈的呵护与养育下，健康、快乐、充满活力地成长！

目录

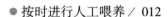

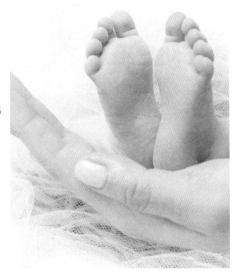

PART 2

婴儿期

婴儿喂养

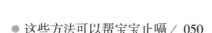

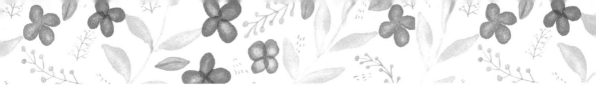

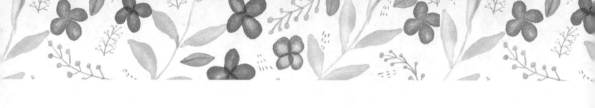

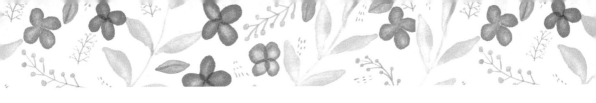

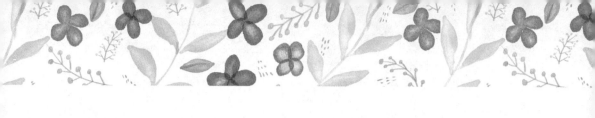

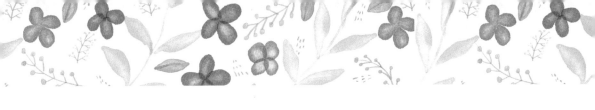

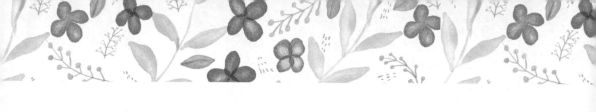

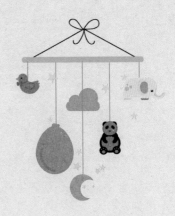

PART

1

新生儿期

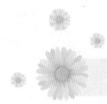

新生儿喂养

新手妈妈怎样实现母乳喂养

　　大部分妈妈都能成功实现母乳喂养，甚至大部分妈妈的乳汁足够喂养两个孩子，只有极少数妈妈确实无乳或者少乳。如果想要给宝宝最好的营养，妈妈首先要坚定母乳喂养的信心。不要担心自己的乳汁不够，身体是一架精密的仪器，只要让宝宝多吮吸，身体就会自动收到多产奶的信号。

母乳是宝宝最理想的食品

　　与人类的进化同步，母乳也在不断地进化。与现代人类生命发展相适应，人类的乳汁包含了人类生命发展早期所需要的全部营养成分，这是人类生命延续所必需的。对宝宝来说，母乳的营养是其他任何哺乳动物的乳汁无法比拟的。

　　从新生儿的免疫系统、消化能力以及生长需要、营养需求等任何一个角度讲，母乳都是新生儿最好的食物，所以尽量给新生儿喂母乳，尤其是生产以后5天内的初乳一定要喂给新生儿。

　　除此之外，母乳喂养的优越性还表现在以下几个方面：

　　1.母乳喂养增进母子之间的感情，有助于宝宝的智力发育。

　　2.母乳喂养经济方便又不易引起过敏。任何时候妈妈都能提供温度适宜的乳汁给宝宝。

产后尽快给宝宝喂母乳

　　以往宝宝出生后，部分医院会建议在开奶前喂配方奶，而现在则是大力提倡母乳喂养，产后如果母婴均无特殊状况，护士会让妈妈尽早接触到宝宝，帮助开奶。

产后尽早给宝宝喂母乳的好处主要有两个：一是可以促进乳汁分泌，二是能让宝宝成功吮吸到初乳。产后大部分妈妈还没有乳汁分泌，宝宝此时吮吸其实也吸不到什么乳汁，但是这样做可以刺激妈妈的脑垂体，使其多分泌催乳素，这样就能早下奶、多下奶，为成功实现母乳喂养打好基础，这才是最重要的意义。所以，如果医生没有叮嘱妈妈可以喂奶了，就要主动询问，避免耽误时机。

产后最先分泌的乳汁叫初乳（产后5天内），初乳呈淡黄色，质地黏稠。以前的人认为初乳脏，会弃掉。现在科学证明初乳比其他任何时期的乳汁都要珍贵，如：初乳蛋白质含量为10%，成熟乳（产后14天至9个月分泌的乳汁）蛋白质含量仅1%；初乳含丰富的抗体，包括分泌型免疫球蛋白A，以及乳铁蛋白等；初乳中的脂肪及乳糖都比成熟乳少，以适应新生儿消化能力较差的特点。所以，如果不是特殊情况不能哺乳，一定要让宝宝吮吸到初乳。

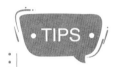

不同时期的母乳

初乳：5天以内（蛋白质含量高）。

过渡乳：产后5～14天（脂肪含量高）。

成熟乳：产后14天到9个月（成分稳定）。

晚乳：产后10个月以后（蛋白质、脂肪的含量均低）。

即使泌乳少也要让宝宝多吮吸

产后前两天，大部分妈妈都没什么乳汁，不过，即使乳汁还没下来，妈妈也应该让宝宝多吮吸。吮吸是新生儿的本能，即使吸不到奶水，他也会乐此不疲地吸，而他强有力的吮吸可刺激乳汁分泌，使妈妈快速下奶。

建议妈妈开奶后每次喂奶的间隔时间不超过2小时，每次喂奶坚持30分钟。

有的妈妈担心宝宝饿，会先给宝宝喂配方奶，待下奶后再给宝宝喂母乳，这样做并不科学。一是可能造成宝宝乳头错觉（吃了配方奶不吃母乳）；二是不利于乳汁快速分泌，没了宝宝的吮吸，即使妈妈下奶了，也可能会因为乳腺导管不通而引发乳腺炎，甚至下奶失败，导致不能实现母乳喂养。

开奶前要不要喂配方奶粉

在宝宝吮吸乳头的过程中，妈妈多少还是会分泌一点儿乳汁，宝宝的胃容量也很小，所以基本上通过频繁的吮吸就可以满足宝宝需要。

下奶前给不给宝宝喂母乳以外的食物不可一概而论，要看宝宝的表现。如果他吃了母乳之后表现安静，没有哭闹，那就可以不喂。但有些宝宝会因饥饿而哭闹不止，宝宝哭闹不止时，不仅他自己休息不好，也特别影响妈妈的休息，而妈妈休息不好会影响下奶。

宝宝哭闹不止时，妈妈可以用小勺喂点温开水，如果喝水后宝宝仍然哭闹不止，可以选择口味较淡的奶粉（少量）冲调后喂宝宝喝点，但应该在宝宝吮吸妈妈乳头每侧10～15分钟后喂。因为先给宝宝吃配方奶粉，往往使宝宝有饱腹感，降低宝宝对母乳的渴求，不能做到勤吮吸，或吮吸不充分，乳汁分泌就不充分，影响早期喂养成功。

多吮吸有利于刺激泌乳和疏通乳腺导管

新生儿频繁吮吸，一方面可以刺激妈妈多泌乳，以满足自己快速生长的需要，另一方面，还可以帮助妈妈疏通乳腺导管，乳腺导管畅通有利于乳汁较通畅地流出，避免涨奶引起痛苦。

产后及时让宝宝多吮吸乳头，这样会促进泌乳的良性循环，使乳腺导管畅通，才能有更多的乳汁分泌。

因此，为了尽快下奶，在下奶之前，只要宝宝醒来了，就可以把他抱起来让他吮吸一会儿，直到宝宝自主吐出乳头为止。

这样喂奶新手妈妈更轻松

刚开始喂奶时，妈妈往往累得一身汗，胳膊酸了，脖子僵了。这往往是因为喂奶姿势不正确所致。正确的喂奶姿势是"三贴"：胸贴胸、腹贴腹、下颌贴乳房。用手托住宝宝的臀部，肘部托住宝宝的头颈部，让宝宝的上身躺在妈妈的前臂上，这是宝宝吃奶最舒服的姿势，也是妈妈最省力的姿势。

剖宫产妈妈由于身体原因只能躺着喂奶，可以请医生或家人帮忙，将宝宝放到妈妈的胸前，嘴巴达到乳头的高度，然后用手臂托住宝宝的后背、臀部、头部，这时，宝宝的脸就接触到了妈妈的胸部，他会自动寻乳吮吸。如果宝宝没有寻乳，可以用乳头刺激宝宝嘴角几下。

还有一个就是足球式的喂养方法，比较适合剖宫产的妈妈。先将宝宝放在床上，妈妈就坐在床边的凳子上，如果高度不够的话可以把宝宝垫高一点，使宝宝的脸颊贴着妈妈的胸部。如果妈妈很累也可以用这种方法喂奶。

此外，妈妈喂奶时要让宝宝含住包括乳晕在内的整个乳头。一些宝宝可能得学上一阵才能做到这一点，但这个步骤很关键，如果宝宝吮吸的方法不对，妈妈很快就会感到乳头疼痛。帮助宝宝把乳头衔在嘴中央，衔住的乳晕越多越好。如果仅仅吮吸乳头的话，不但宝宝吃着费劲，也容易导致妈妈的乳头皲裂。

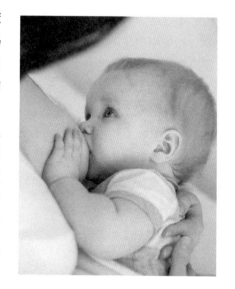

夜间哺乳最好坐起来

让宝宝和妈妈面对面侧躺着吃奶是夜间最方便的哺乳方式，但是这种方式不适合新生儿和新手妈妈。此时的妈妈由于身体虚弱疲惫，非常容易打瞌睡，而此时的宝宝没有任何移动自己身体的能力，也没有任何提醒妈妈的手段，如果妈妈睡着了，柔软的乳房一旦堵住宝宝的口鼻，就很容易发生窒息，导致悲剧的发生。所以给新生儿夜间哺乳，妈妈最好坐起来喂奶，避免这种危险发生。躺着喂最少要等到宝宝满2个月，此时宝宝能自己转头，感到不适的时候也能拍打妈妈或发出喊声提醒妈妈，危险可以及时解除。

此外，如果宝宝容易吐奶，妈妈夜间喂奶不管多累，喂完都要给宝宝拍背，并顺时针揉肚子，让他打嗝，然后再放下睡觉。而且最好是先让宝宝侧卧，以免吐出的奶呛入气管引起窒息。等到宝宝睡安稳，脸色正常，妈妈可再为宝宝调整睡姿。

纯母乳喂养的宝宝需要额外补水吗

母乳中 80% 的成分都是水，足以满足新生儿对水分的需求了。尤其是6个月以内的宝宝，纯母乳喂养是完全没有问题的，不需要再额外喂水。如果过多喂水反而会增加肾脏的负担。而且宝宝胃容量小，妈妈如果经常给宝宝喂水，会影响宝宝的吃奶量。所以，妈妈不要主动给纯母乳喂养的宝宝喂水。

不过这并不是绝对的，有时候给宝宝喂些水也是有必要的。

比如刚出生的宝宝，由于妈妈还没有下奶，宝宝吃奶费劲，出汗多，妈妈有必要给宝宝喂点水。此外，在纯母乳喂养期间，如果遇到宝宝高热、大汗、呕吐、腹泻等情况时，应给宝宝补充水分，以防脱水或发生电解质紊乱。

给宝宝喂水不追求喝多少，只要喝点儿就行，一口两口都没关系，哪怕只是在嘴里打了个转又都吐出来了也不要紧，最好不要规定喝多少毫升，宝宝的肾脏功能较弱，喝太多水只会增加肾脏负担，不利于健康。

学会判断宝宝是否需要喝水

1.如果宝宝一天的小便次数在5次以下或者大便干燥甚至便秘，那么一定要给宝宝喂些水。

2.如果宝宝嘴唇干燥，且经常用小舌头舔嘴唇，也需要喂水。

3.如果宝宝眼屎多，可能有些上火，最好喂些水。

4.如果宝宝尿色为较深的黄色，若不是晨尿，也排除服用维生素的情况下，可考虑喂一点儿水。

宝宝吃奶慢怎么办

正常情况下，宝宝一次吃奶的时间是20～30分钟，但是有的宝宝吃奶慢，每次吃奶的时间都超过30分钟，甚至达到1个小时。这样的情况如果持续下去，不仅妈妈会很疲惫，也会影响宝宝的发育。所以，建议妈妈重视起来，并做出合理调整。

宝宝吃奶慢对健康不利

1.宝宝如果吃奶时间过长，吸入胃里的空气量就会增多，这使得宝宝吃奶后溢奶情况更严重。

2.宝宝如果吃奶时间过长，容易导致消化功能的紊乱，这不利于宝宝对食物的消化吸收，也会影响宝宝成长。

如何调整

1.如果妈妈乳汁分泌量不够或奶瓶出奶孔太小，宝宝吮吸过于用力时，会感觉疲劳，然后就会不好好吃奶，吃奶速度变慢而导致吃奶时间长。这种情况下，宝宝的体重增长一般不理想。这时候，纯母乳喂养宝宝的妈妈一方面要尽快催乳，另一方面需要给宝宝添加奶粉。人工喂养宝宝的妈妈最好给宝宝换一种出奶孔较大的奶嘴，奶嘴出奶孔大小以当奶瓶倒立时能持续一滴一滴往下滴奶为好。

2.宝宝长到2~4个月大时，对周围环境的变化越来越关注，如果在吃奶时，周围环境嘈杂，宝宝的注意力很容易被分散，就不肯好好吃奶，导致宝宝吃奶慢。如果是这样，建议妈妈可以选择一个比较安静的房间给宝宝喂奶。

3.还有一些宝宝，吃奶过程中虽然很努力，但是仍然要花较长时间才能吃完，如果宝宝同时有容易被奶呛到或吃完奶之后浑身大汗的现象，妈妈最好带宝宝去医院检查，看看宝宝是否患有心脏或呼吸道方面的疾病。

怎样度过"暂时性哺乳期危机"

"暂时性哺乳期危机"是一种很常见的哺乳现象，主要表现为本来乳汁充足的妈妈突然乳汁分泌减少，乳房没有涨奶的感觉，喂奶后半小时左右宝宝又哭闹着要吃奶，并且宝宝出现体重增加不明显等一系列症状。

"暂时性哺乳期危机"通常发生在产后3个月内，主要是宝宝生长速度过快，妈妈由于疲劳和精神紧张，导致喂奶次数减少，乳房被宝宝吸吮不够等原因引起的。妈妈恢复月经、母婴生病也可能诱发"暂时性哺乳期危机"。

既然以"暂时性"命名，说明这个"危机"实际上并不严重，只要采取恰当的应对措施，"危机"是很容易被化解的。妈妈们通过什么方法可以度过这个"危机期"呢？看看下面的这些建议吧！

1. 保证充足的睡眠。

2. 尽量放松心情，减少紧张和焦虑。

3. 适当增加哺乳次数，让宝宝多吸吮乳房。

4. 每次每侧乳房至少让宝宝吸吮10分钟。

5. 宝宝或妈妈生病不能吃奶或哺乳时，将乳汁挤出来，用奶瓶或小勺子喂给宝宝。

6. 妈妈月经期间可以增加1~2次哺乳，经期过后妈妈的泌乳量会恢复如常，这时可以按正常方式哺乳。

如果不得已选择配方奶粉喂养

由于种种原因，有少数妈妈无法保证一直纯母乳喂养，只能选择配方奶粉进行人工喂养。配方奶粉又称母乳化奶粉，它是为了满足婴儿的营养需要，在普通奶粉的基础上加以调配的奶制品。它除去牛奶中不适合婴儿吸收利用的成分，甚至可以改进母乳中铁含量过低等不足，而铁是婴儿健康成长所必需的。

其实，母乳喂养与人工喂养是两种营养模式，就促进新生儿生长发育来说，两种喂养模式的目的是一样的。人工喂养同样能养育出身体强壮、头脑聪明的宝宝，父母不必太纠结。

以下情况不适合母乳喂养

有些妈妈从怀孕开始就想要给宝宝进行母乳喂养，想把世界上最好的食物送给宝宝，但有一些特殊情况妈妈必须舍弃母乳喂养，否则会给妈妈和宝宝的健康带来危险。切不可在以下情况下仍采取母乳喂养：

1.妈妈患严重心脏病、慢性肾炎。

2.妈妈患尚未稳定的糖尿病。

3.妈妈患癫痫。

4.妈妈患癌症。

5.宝宝有代谢性疾病，如半乳糖血症（吃奶后出现严重呕吐、腹泻、黄疸、肝脾大等）。

6.宝宝患严重唇腭裂而致使吮吸困难。

需要暂停哺乳的情况

妈妈正在服药或者接受放射性碘治疗，最好暂停哺乳，因为不少药物可通过乳汁，进入婴儿体内，而婴儿的肝、肾功能都相对较差，容易引起药物积聚，导致中毒。一旦母亲康复不再吃药，还是应该在药物经代谢彻底排出后恢复母乳喂养。吃药期间为了防止回奶，应按时挤出母乳。

配方奶粉有哪几种

配方奶粉依其适用对象可分为下列四大类：

配方奶粉名称	适合选用的婴幼儿	说 明
普通婴儿配方奶粉	适用于一般的婴儿	市售婴儿配方奶粉成分大多符合宝宝需要，但仍有些成分比例不相同，并且按月龄分为不同阶段，妈妈应选择适合宝宝的配方奶粉
早产儿配方奶粉	适用于早产儿	早产儿因未足月出生，消化系统发育更差，此时仍以母乳最合适或使用专为早产儿设计的早产儿配方奶粉，待早产儿的体重发育至正常才可更换成婴儿配方奶粉
水解蛋白配方奶粉	多使用在急性或长期慢性拉肚子，肠道黏膜层受损，多种消化酶缺乏的宝宝，或患短肠综合征的宝宝等	此配方奶粉又称为腹泻奶粉，其提供的营养完全符合宝宝的需求，只是其中的蛋白质已经事先水解过，更易消化吸收，所以适合肠道有疾病或有不适的宝宝食用
不含乳糖婴儿配方奶粉	适用于天生缺乏乳糖酶的宝宝及慢性腹泻导致肠黏膜表层乳糖酶流失的宝宝	有的宝宝天生缺乏乳糖酶，所以不能消化吸收普通配方奶粉里面的乳糖，这种乳糖不耐受的宝宝应选用不含乳糖婴儿配方奶粉，吃普通婴儿配方奶粉会引起腹泻、腹痛、胀气等肠道不适

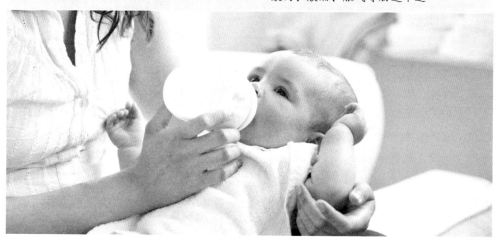

怎样选购配方奶粉

配方奶粉是以牛乳为基础的改造奶制品，其营养素成分"接近"于母乳。不同品牌的配方奶粉，只是所添加的维生素、矿物质的含量有细微的差别，只要是国家批准的正规厂家生产，正规渠道经销的奶粉，适合自己的宝宝，都可以选用，并不是最贵的就是最好的。

妈妈在给新生儿选择奶粉时可从以下几个方面入手：

选择规模较大、产品质量和服务质量较好的知名企业的奶粉

规模较大的生产企业技术力量雄厚，产品配方设计较为科学、合理，对原材料的质量控制较严，生产设备先进，企业管理水平较高，产品质量也有所保证。

看营养成分是否齐全，冲调量是否合理

有些配方奶粉中强化了钙、铁、维生素D等营养元素，在调配配方奶粉时一定要仔细阅读说明，不能随意冲调。新生儿虽有一定的消化能力，但配方奶粉调配过浓会增加其消化的负担，并可能引起便秘、消化不良等。

看奶粉的冲调性和口感

质量好的奶粉呈天然乳黄色，冲调性好，冲后无结块，液体呈乳白色，奶香味浓；而质量差的奶粉冲调性差，即所谓的"冲不开"，奶香味不足，甚至无奶的味道，或有香精调香的香味。另外，淀粉含量较高的奶粉冲后呈糨糊状。所谓"速溶"奶粉，都是掺有辅助剂的，真正速溶纯奶粉是没有的。

选择适合宝宝月龄的奶粉

妈妈在给宝宝买奶粉时要看清产品包装上的说明，了解其适用于何种生长阶段的婴幼儿。一般情况下，0~6个月的婴儿可选用1段婴儿配方奶粉，6~12个月的婴儿可选用2段婴儿配方奶粉，12~36个月的幼儿可选用3段婴幼儿配方奶粉、助长奶粉等产品。

怎样判断奶粉是否适合宝宝

最好的奶粉，不一定是最昂贵的，但在营养成分和口味上一定是最接近母乳的。如果宝宝吃后无便秘、无腹泻，体重和身高正常增长，食欲正常，睡眠充足，无皮疹等异常情况，这种奶粉就是适合宝宝的。

妈妈给宝宝选定一个品牌的奶粉后，应观察宝宝的适应情况，如是否出皮疹，是否有便秘或腹泻。如果宝宝吃了一种配方奶粉，能每天大便1次，大便色金黄，呈硬膏状，这就可以确定奶粉是适合的，不需要更换。如果宝宝便秘了，喂再多水都不能

缓解，或者有腹泻现象，这种奶粉可能不太适合宝宝，需要更换。

此外，如果宝宝吃了一段时间奶粉后，一切正常，其体重、身高增加达标，说明这种奶粉非常适合宝宝，根本没必要更换。

奶粉最好现配现用

配方奶粉尽量现配现用。调好的奶应于2小时内用完。超过2小时就不要给宝宝喝了，配方奶粉营养丰富，储存不好，容易滋生细菌，所以妈妈要细心观察宝宝的食量，掌握宝宝每次的奶量，这样即使剩余一点儿，大人也可以喝掉，就不用担心宝宝喝了冲调时间过久的奶而拉肚子了。

如果妈妈有特殊情况，需要一次配数瓶奶，那就一定要将冲调好的奶粉加上盖子立即放入冰箱内贮存。冲调好的奶应于24小时内用完。加热就用温奶器加热即可，不要用微波炉热奶，以免局部过热的奶烫伤宝宝口腔。

怎样确定宝宝喝配方奶的量

人工喂养的宝宝每次喂奶的量可根据宝宝的体重来调配，平均来说，宝宝体重与每日食量的关系为：每453克体重对应75毫升奶。

宝宝出生的10天里，每天的吃奶量是不尽相同的。出生7~15天的新生儿一般约2小时吃一次奶，每次吃奶60~90毫升，并在10~20分钟吃完较为合适。2~3个月的宝宝一般约3小时吃一次奶，每次120~150毫升，每日吃6次。

当然，和成人的食量有大有小一样，不同的宝宝每次吃奶的量也有所差异，以上内容只是提供参考，新手妈妈要根据宝宝的具体情况进行调整。一般而言，只要宝宝睡眠正常，大便正常，体重增加稳定，就说明宝宝目前吃奶量适宜，爸爸妈妈就不必担心。

冲调配方奶粉要注意的问题

一般奶粉罐上都标有冲调量和冲调方法，家长需严格照着做，不要自作主张更改量和先后顺序等，具体需注意以下几个问题：

应先放水再加奶粉

有的妈妈在冲调奶粉的时候先在奶瓶里放好一定量的奶粉，然后再加入定量的水，其实这样的操作方法正好与正确的冲调方式相反。

正确的方法是在给宝宝冲奶粉时一定要先配好水，在水温、水量合适的时候加入奶粉，这样配方奶粉可以充分地溶解。

用温水冲，不能用开水冲

用开水冲调会破坏配方奶粉的营养成分，是错误的冲调方法。最好是看包装上的说明进行操作，不同品牌的配方奶粉对水温有不同的要求，若温度过低，营养物质不能充分溶解；温度过高，营养物质会被破坏，因此要严格按照产品说明操作。

掌握好量，不能太稀或太浓

奶粉包装说明中的1勺奶粉指的是其中附带的奶粉勺自然挖1平勺的量，不是尖尖的1勺，也不是紧紧实实的1勺，否则冲调出的奶粉就过于浓稠了，会增加宝宝的消化压力，造成便秘、肥胖等。

此外，有的妈妈看宝宝吃奶量较少，担心宝宝长得慢，于是会少放些水，多放些奶粉，这种方法是不可取的。妈妈给宝宝冲调奶粉时一定要按说明进行，多少毫升水配几勺奶粉必须严格执行。奶过于稀薄会导致宝宝营养不良、发育滞后；奶过于浓稠会导致宝宝消化不良。

左右摇，不要上下摇

冲调奶粉要尽量摇匀，使奶粉充分溶解，注意不要上下摇，要左右摇，否则会摇不匀，奶中伴有奶块，同时不要摇得太用力，避免有气泡出来。

按时进行人工喂养

配方奶粉的成分和母乳基本相同，不过，有的配方奶粉中含有数倍于母乳的蛋白质、脂肪和矿物质，新生儿发育不成熟的消化系统无法完全承受。因此，人工喂养就需要为宝宝制订一个固定的喂养时间表，以防喂得过饱，导致消化不良等问题。过于频繁或过量的喂养，容易给宝宝稚嫩的身体增添负担。

新生儿喂奶的时间间隔和次数应根据宝宝的饥饿情况来定。配方奶粉不如母乳那么好消化，同时也比母乳更具饱腹感。一般来说，吃配方奶粉的新生儿的胃大概每3个小时就会排空一次，因此一般每隔3~4个小时喂一次奶即可。在晚上可以4个小时喂一次奶。

但有的宝宝胃容量较小，或者消化较快，每隔约2个小时，胃就会排空，这时妈妈最好满足宝宝的需求，不一定要等到3个小时才喂。如果宝宝胎龄偏小，还需要缩短喂奶的间隔时间，每顿少喂一点儿。

有的宝宝胃容量较大，或消化速度较慢，两次喂奶间隔时间较长，但不宜超过4个小时。

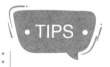

不叫醒熟睡的宝宝

满月后，宝宝的喝奶量增多了，以前睡3个小时就饿得直哭的宝宝，现在可以睡上4个小时，有时甚至睡5个小时也不醒。这说明宝宝喝进去的奶还没有完全消化吸收，也说明宝宝已经具备了储存能量的能力。因此，妈妈没有必要每3小时就给宝宝喂一次奶。一到喂奶时间就叫醒熟睡的宝宝吃奶，这种做法是不妥当的。如果叫醒了本来不饿的宝宝，宝宝会马马虎虎地吃上几口，甚至烦躁地大哭，反而会降低他的食欲。

用奶瓶喂奶的姿势

和母乳喂养一样，人工喂养也需注意姿势。姿势不对容易造成宝宝呛奶、吐奶。

在喂奶前，妈妈应将奶瓶中的奶向手腕内侧的皮肤上滴几滴，检查一下奶的温度。奶不宜过热，也不宜过冷。然后应该提前检查好奶的流速。把奶瓶的盖子略微松开，让空气能够进入瓶内。如果不这样做，在瓶内便会形成负压，使瓶子变扁，宝宝吸吮会非常费力。这时宝宝可能会发脾气、生气或者不想再接着吃剩下的奶。出现这种情况时，可以轻轻地把奶嘴从宝宝的嘴里拉出，让空气进入瓶内，然后接着喂奶。

让奶瓶跟宝宝的脸成直角，奶嘴被奶液充满，这样宝宝在吮吸的时候就不会吸入太多空气到肚里而引发呛奶和吐奶。

妈妈不要让宝宝自己躺在床上喝，即使宝宝已经长到可以自己抱着奶瓶喝奶的程度，只要宝宝愿意，妈妈还是将宝宝抱着喂比较好，这样有利于宝宝吞咽，也有助于建立亲子感情。

吃过奶后，妈妈要轻轻而果断地移去奶瓶，以防宝宝吸入空气，这时宝宝也会放开奶瓶。如果宝宝不放开，妈妈可以轻轻地把自己的小手指塞到宝宝的嘴角，使宝宝放开奶瓶。

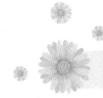

新生儿日常护理

新生儿睡眠管理

正常情况下，新生儿一天有18～22个小时是在睡眠中度过的。掌握一些关于新生儿睡眠的知识，为宝宝创造良好的睡眠环境，对每对父母来说都是很重要的。

为宝宝创造良好的睡眠环境

宝宝房间内的温度应保持在24～26℃，冬季应注意保暖，夏季则应注意通风和降温。使用空调降温时，应将空调的制冷温度调整为26℃左右，并且注意不要长时间开启。室内的湿度应保持在55%～65%，如有必要可使用加湿器。

宝宝的房间应当保证阳光充足，但夏秋季应避免让宝宝遭受强烈的太阳光照射。门窗宜加纱门、纱窗和窗帘，避免蚊蝇侵扰。

如果有条件，应为宝宝准备单独的婴儿床。如果宝宝和父母一起睡，应为宝宝准备单独的被窝。

当宝宝夜间入睡时，不要通宵开灯，以便于宝宝建立正常的昼夜节律，形成白天清醒、夜间睡眠的生活习惯。

宝宝宜采取什么睡姿

宝宝在睡觉时仍保持着胎内的姿势，为了帮助他排出分娩过程中从产道咽进的水和黏液，出生后24小时内应采取侧卧位，并定时给宝宝翻身，从原来的侧卧位改为另一侧卧位。当喂完奶将宝宝放回床上时，宜选择右侧卧位，以减少呕吐。当宝宝侧卧睡眠时，父母应注意不要将宝宝的耳郭压向前方，避免耳郭变形。

新生儿的头大、脊柱直，平躺时背和后脑勺处在同一平面上，不会造成落枕等意外，所以不必枕枕头。如果担心宝宝吐奶，可以适当把宝宝的上半身垫高一些。

寝具的选择

床、被褥等寝具直接影响着新生儿的睡眠质量，新手爸妈一定要精心选择，不可马虎对待。

床

宝宝的床应当矮一些，在离墙50厘米左右的地方或靠墙放置。床下的地板上应铺上软垫，防止宝宝跌落摔伤。床板木条必须完好无损，木条与木条之间的缝隙不要大于1厘米。床边应该有护栏，栏杆与栏杆之间的距离不可超过6厘米。

在布置婴儿床时，新手爸妈可用棉被或厚实的棉布包裹住床四周的栏杆，这样既可防止宝宝撞到栏杆受伤，又可防止宝宝的手脚被栏杆夹住。

床垫

传统的棉被褥是宝宝绝佳的床垫。棕垫也可以，但需在上面再铺一层棉质被褥。大小必须适合床的尺码，床与床垫之间不要有缝隙。过软的弹簧床垫会导致新生儿脊柱变形，最好不要使用。

被褥

宝宝的褥子最好用白色或其他浅色棉布做罩，并用棉花填充。为了防止大小便弄脏床褥，新手爸妈可购置多条隔尿垫，以便更换。

宝宝的被子也应使用浅色的全棉软布或全棉绒布制作，内衬新棉花。被子的大小要随身长而变化，不要做得太长、太大。一般情况下，被子比宝宝的身长长20～30厘米，每条被子絮0.5千克左右的棉花就可以了。

枕头

新生儿的头几乎与肩宽相等，脊柱尚未形成生理弯曲，平躺时背和后脑勺处在同一个平面上，侧卧时也基本能保持平稳，不需要枕头。而且新生儿的颈部较短，如使用枕头垫高头部，会影响新生儿的呼吸和吞咽。因此新生儿不宜使用枕头。

新生儿怎样穿衣

新生儿皮肤娇嫩、四肢柔软，身体各系统尚未发育成熟，穿的衣服不但材质、式样要细心选择，而且穿衣时的动作也要十分小心，以免给新生儿造成伤害。

什么样的衣服适合新生儿

新生儿的皮肤娇嫩，衣服材质应选纯棉的。衣服款式应选简单、宽松、容易穿脱的。衣服颜色应以素色为主，防止化学染料刺激宝宝的皮肤。上衣可选无领、斜襟、系带的和尚服，后襟应比前襟短1/3，以避免大小便污染和浸湿。下衣可选择用松紧搭扣与上衣相连的连腿裤，既方便为宝宝更换尿布，又可避免换尿布时宝宝下肢受凉。

要注意宝宝的衣服不能用樟脑球防蛀，这是因为樟脑球中含有的化学成分可以透过皮肤进入宝宝的体内，从而诱发溶血症。

怎样给宝宝穿衣服

穿上衣

1.将上衣前襟打开，平铺在床上。

2.让宝宝平躺在衣服上，一只手将宝宝的手送入衣袖，另一只手从袖口伸进去将宝宝的手拉出，注意动作轻柔，不要扯痛宝宝。用同样的方法穿对侧衣袖。

3.将衣服拉平，系上系带或扣上纽扣。

穿裤子

1.让宝宝平躺，将连腿裤的裤腰卷至大腿根部，托住宝宝的一只脚送入裤腿，再用同样的方法穿对侧裤腿。

2.将裤子向上拉起，用搭扣与上衣连接，以保证宝宝的肚子不受凉。

怎样给宝宝脱衣服

脱上衣

将衣服系带解开，用一只手撑开袖口便于宝宝的手通过，另一只手将宝宝的手臂从衣袖中抽出。用同样的方法脱对侧衣袖。

脱裤子

解开连腿裤与上衣连接的搭扣，将裤腰慢慢卷起至宝宝的大腿根部，用一只手撑开裤筒，另一只手扯住裤脚，将宝宝的腿抽出，注意动作轻柔、迅速，不要拉伤宝宝的膝关节。用同样的方法脱对侧裤腿。

尿布的选择和使用

宝宝的大小便次数较多，皮肤又特别娇嫩，尿布的选择和使用就很重要。

棉布尿布和纸尿裤哪个好

传统的棉布尿布透气性强，不刺激皮肤，并且便于清洗，经济实用，缺点是容易侧漏，容易移位，容易被大小便浸湿，更换较为频繁，容易打扰宝宝的睡眠。

纸尿裤的优点是使用时间较长，有防侧漏设计，容易固定，而且用完即扔，不必清洗，能为新手爸妈节省不少力气。但如果穿戴时间过长，大小便刺激到宝宝的皮肤，会使宝宝出现"红屁股"。

新手爸妈可选择交替使用棉布尿布和纸尿裤，白天使用棉布尿布，一旦弄脏及时更换，晚上使用纸尿裤，让宝宝和妈妈都睡个好觉。

使用棉布尿布时，宜选择柔软、舒适、透气和吸湿性强的纯白、浅黄、浅粉等浅色调的新棉布，方便观察宝宝大小便的性状。尿布的尺寸以36厘米×36厘米的正方形为宜，也可以做成36厘米×12厘米的长方形，但需要多垫几层。

为宝宝选择纸尿裤时，应选择正规厂家生产、透气性好的纸尿裤，还应根据宝宝的身材、月龄进行选择，确保大小合适。如果还不能掌握宝宝大小便的规律，可以选择有尿湿显示功能的纸尿裤。

宝宝尿布怎么换

在换尿布之前，先在宝宝的身下铺一块隔尿垫，防止宝宝突然大小便，把床单弄脏。

如果使用棉布尿布，需先用一只手将宝宝的屁股轻轻托起，另一只手扯出脏的尿布，然后为宝宝擦洗臀部、阴部和两腿褶皱处，再将干净尿布放在宝宝身下，使尿布底边与宝宝腰部齐平，将尿布下面的一边从宝宝两腿之间向上兜至脐部，再将其余两个角从身体的两侧兜过来，最后固定。如果是男宝宝，应将尿布多叠几层放在阴茎前面；如果是女宝宝，则应在屁股下面多叠几层，以增加特殊部位的吸湿性。

如果给宝宝使用纸尿裤，在更换完毕后，应将宝宝两腿之间的松紧带整理好，将最外侧的松紧带拉出来，以防侧漏。

在更换尿布（纸尿裤）时，脱下脏的尿布（纸尿裤）后不要马上为宝宝更换新的尿布（纸尿裤），而应让宝宝的臀部皮肤透透气，过一会儿再穿，以保持皮肤干爽，减少"红屁股"的发生。

当宝宝的脐带还未脱落时，不论是使用棉布尿布还是纸尿裤，都要注意避免摩擦到脐带，以免脐部出现发炎、皮肤破损等情况。

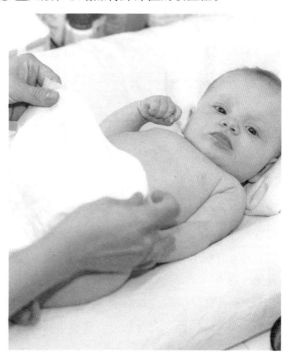

如何防止新生儿睡觉"黑白颠倒"

新生儿睡觉出现"黑白颠倒"是正常现象，这是因为他从母体中出生不久，还没有形成正确的昼夜节律，以至于昼夜不分、黑白颠倒。如果生物钟长时间紊乱，会影响宝宝的生长发育。想要纠正这一现象，可以尝试从以下方面入手。

白天尽量让宝宝保持清醒

早上8点左右，宝宝吃完奶后会有一段较长时间的睡眠。这时父母应该多和宝宝说说话，或把宝宝抱起来看看四周，尽量延迟他的睡眠时间。

当宝宝睡午觉醒来时，父母可以逗宝宝多玩一会儿，尽量多让宝宝保持清醒。

培养宝宝晚上入睡的习惯

到了晚上，应给宝宝固定的睡眠暗示，例如关掉房间的灯；尽量不跟宝宝说话；轻轻地抚摸宝宝，帮助宝宝入睡；等等。

白天房间内不要太安静

父母在白天时应该把房间的光线调得明亮一些，还可以放些轻柔的音乐，不必使房间太安静，这样有助于宝宝保持清醒。

身体清洁护理

对新手妈妈来说，给宝宝洗澡可是一件大事。调节水温、准备洗澡用品、洗澡的顺序与方法，以及洗完后如何给宝宝抚触，让他可以进入舒服的睡眠……样样都有"大学问"哟！

宝宝出生后多久可以洗澡

一般情况下，宝宝在出生后第二天就可以洗澡了。对于宝宝来说，洗澡不但能清洁皮肤，还可以加速血液循环，促进宝宝的生长发育。洗澡前，妈妈需要做好充分的准备：

1.清洁双手。修剪指甲，以免伤害到宝宝。使用肥皂清洁双手，尤其是指甲缝，避免污物残留。

2.准备洗澡用品，如浴盆、浴巾、毛巾（洗澡和洗头用）、纱布、尿布、换洗的衣服、婴儿沐浴露、爽身粉等。在新生儿的脐痂还没脱落前，还要准备好医用棉签和浓度为75%的医用酒精。

3.调整室温。房间温度应保持在26～30℃。

4.调好洗澡水的温度。水温控制在38～40℃，以肘部觉得温热，或滴在大人手背上觉得稍热而不烫手为宜。

5.提前1～2小时喂奶。

如果宝宝处于生病期间不能洗澡，妈妈可用温度接近宝宝体温的柔软湿毛巾给宝宝擦身。

怎样给宝宝洗澡

准备工作做好之后，就要开始正式给宝宝洗澡了，洗澡主要分为洗头、洗脸和洗身体，下面我们来看看应该如何为宝宝洗澡吧！

洗脸洗头

脱掉宝宝的衣物后用浴巾包裹宝宝，使其仰卧在妈妈的一侧大腿上，由爸爸（或其他辅助者）为宝宝洗脸、洗头。先用湿毛巾轻轻擦拭宝宝的脸部、耳郭、耳背，再为宝宝洗头。洗头时，应用左手托住宝宝的头部和颈部，左手拇指和中指从后面按住宝宝的耳郭，防止水进入耳道，再用右手为宝宝洗头。洗完后，一定要用清水冲洗干净，再用毛巾轻轻将宝宝的头发擦干。

洗身体

用浴巾包裹宝宝的下半身，为宝宝依次清洗颈部、腋下、前胸、后背、双臂和双手。宝宝的皮肤褶皱处应仔细清洗，并防止洗澡水流入宝宝脐部。洗完后，为宝宝擦干上半身，用干净的浴巾包裹好。

清洗下半身时，让宝宝仰卧在妈妈的左臂上，头靠在妈妈胸前，妈妈一只手托住宝宝的大腿和腹部，从前向后清洗阴部，再清洗宝宝的腹股沟、臀部、双腿和双脚。如果是男孩，清洗私处时应将包皮翻起来，用水冲净其中的积垢；如果是女孩，应将大阴唇轻轻分开，将其中的污垢轻轻擦洗干净。

给宝宝洗澡时，要注意宝宝身体接触水的时间不宜过长，洗完后使用吸水性好的柔软的棉质浴巾轻轻擦干宝宝的身体，再为宝宝穿上干净的衣物。

为宝宝洗澡不可用淋浴，因为淋浴时的水温不好控制，容易烫伤宝宝。

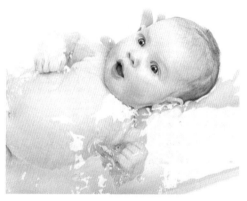

洗澡的时间和频率

有时由于条件有限，室内温度无法控制到宝宝所能承受的范围，稍有疏忽，宝宝就生病了，特别是在寒冷的冬天。所以，给宝宝洗澡的间隔时间应根据气候来定。

夏天，天气炎热，为避免宝宝出汗生痱子，妈妈可以1~2天给宝宝洗一次澡。每天都要检查宝宝的皮肤褶皱处，看看有没有发炎、糜烂的现象，洗完澡之后在宝宝的皮肤褶皱处涂上润肤油和少量爽身粉。

春、秋、冬季，由于温度较低，如家里有条件使室温保持在26~30℃，可3天左右洗一次澡，如果不能保证室温，最好减少洗澡次数。但妈妈要经常用温水帮宝宝擦拭颈部、腋下、腹股沟等皮肤褶皱处，每天坚持给宝宝洗脸、洗屁股，以保证宝宝干净、舒适。

睡前洗澡最合适

一般来说，妈妈选择在睡觉前给宝宝洗澡最为合适，洗澡后，宝宝往往感觉非常舒适，很快就能入睡，这也可以帮助宝宝建立起良好的睡眠习惯。但如果是冬天，家里条件有限，不能控制好室温，建议妈妈选择一天中气温高的时间给宝宝洗澡，最好在中午12点至下午2点，这时候温暖舒适、阳光充足，可以在房间里洗，让宝宝充分放松下来。

最好不要在宝宝吃奶前或者刚吃完奶后洗澡，吃奶前宝宝处于饥饿状态，容易烦躁，而且洗澡时体力消耗较大，会让宝宝感觉不适；吃奶后洗澡则很容易导致宝宝吐奶。正常情况下，都要等到宝宝吃完奶一个小时后再洗澡，也就是把洗澡时间安排在两次吃奶时间之间。

此外，妈妈最好每天在固定的时间给宝宝洗澡。固定时间给宝宝洗澡，宝宝能够建立起条件反射，更容易适应，所以洗澡时间不要经常变化。

囟门怎样护理

婴儿出生时有前囟、后囟两个囟门。前囟是额骨和顶骨之间的菱形缝隙，初生时对边中点连线长度为1~2厘米，前几个月会随头围的增长而扩大，6个月左右逐渐骨化而缩小，最迟2岁闭合。后囟是顶骨和枕骨之间的缝隙，缝隙比较小，一般在出生后3个月内闭合。

囟门的清洁

新生儿的囟门应定期清洗，否则容易引起头皮感染，继而使致病菌穿过囟门进入大脑，引发疾病。

囟门的清洗可在洗澡时进行。清洗时可涂一些婴儿专用洗发液，用手指指腹平放在囟门处轻轻揉洗，不能大力按压或强力搔抓，更不能用硬物在囟门处刮划。如果积垢难除，可将蒸熟的麻油或其他婴儿可用的精制油涂在囟门上，积垢变软后用医用棉签顺着头发生长的方向擦掉，并用清水冲净。

宝宝的私处护理

新生儿的生殖器尚未发育完全，抵抗能力较弱，并且由于位置特殊，容易被尿液和粪便污染，必须细心呵护，严防感染。

如果是男宝宝

1.每次大小便后将宝宝的臀部清洗干净。

2.清洗生殖器时，应翻开包皮，将其中的积垢清洗干净。

3.给宝宝换尿布时应把阴茎向下压，使之伏贴在阴囊上。

4.不要用力挤压宝宝的外生殖器。

5.不要在宝宝的生殖器及周围喷花露水或撒痱子粉。

如果是女宝宝

1.每次大小便后应从前向后轻轻擦洗宝宝的会阴，避免尿液和粪便污染。

2.清洗生殖器时，应将阴唇分开，用医用棉签蘸清水由上至下轻轻擦洗。

3.不要过度清洁外阴部位的分泌物。

4.切忌使用含药物成分的液体和皂类为宝宝清洗私处，以免引起外伤和过敏。

怎样给宝宝清洁眼部

先用流动水洗干净双手，取医用棉签蘸温开水，由眼睛内侧向外侧轻轻擦拭。如果眼部分泌物较多，可先用医用棉签覆于眼部湿敷一下，过一会儿再擦。医用棉签使用后应立即扔掉，不宜反复使用。

宝宝宜使用专用的脸盆、毛巾，定期洗、晒、消毒。宝宝的房间不宜使用太亮的灯泡，白天晒太阳时也应注意不要接触强烈的太阳光线，避免强光刺激。父母也应注意给宝宝勤洗手，以防宝宝揉眼时造成眼睛感染。

别把胎脂当眼屎

有的新生儿眼部有一层灰白色的东西，这在医学上称为"胎脂"，有保护皮肤和防止散热的作用，在宝宝成长的过程中可以自行被皮肤吸收，因此不必特意擦除。如果为了清理胎脂而反复擦拭，反而会损伤宝宝的皮肤。

宝宝的脐带怎样护理

宝宝的脐带特别容易感染，而脐带感染很可能会导致败血症、破伤风等，所以一定要护理好宝宝的脐带，及时发现异常，并尽量保持脐带干净、干燥。

妈妈遵循脐带护理的三大原则，就可以轻松照顾宝宝了。

第一，在宝宝脐带脱落前应保持干燥，尤其洗澡时不慎将脐带根部弄湿，应先用医用棉签擦拭干净，再进行脐带护理。

第二，脐带及其周围皮肤要保持干燥清洁，特别是尿布不要盖到脐部，避免尿液或粪便污染脐部创面。纸尿裤大小要适当，千万不要使纸尿裤的腰际刚好在脐带根部，这样在宝宝活动时易摩擦到脐带根部，导致破皮、发红甚至出血。

第三，每天给宝宝的脐部消毒。妈妈可在家备一瓶浓度为75%的医用酒精，一包医用棉签，每次洗澡后就用医用酒精清洁宝宝脐部。绝对不能用粉类、紫药水及油类涂抹脐带根部，以免脐带不易干燥甚至导致感染。如果脐周出现红肿或脓性分泌物，说明出现了炎症，应该及时到医院就诊，以免感染扩散。

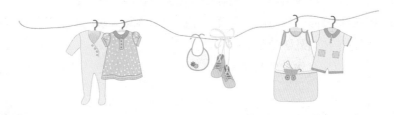

新生儿脐带脱落的时间

一般情况下，新生儿的脐带1～2周脱落。如果新生儿的脐带2周后仍未脱落，要仔细观察脐带的情况，只要没有感染迹象，如没有红肿或化脓，没有大量液体从脐窝中渗出，就不用担心，如果有感染迹象应尽早去医院就诊。

能不能用电风扇和空调为宝宝降温

一般来说，如果不是太热，是不建议用空调或电风扇给宝宝降温的，而应多通风，更新室内空气。但如果天气很热而且宝宝很怕热、爱出汗，甚至已经出现了热痱子，还是有必要使用电风扇或空调来降温，否则会影响宝宝的食欲和睡眠，严重的可能导致中暑。

其实，不管是电风扇还是空调，不直接对着宝宝吹，一般不会使宝宝着凉。给宝宝使用电风扇时，可把电风扇安置在离他远一些的地方，并定时变换一下电风扇吹的方向，这样既可使室内空气流通，室温降低，又不会使宝宝受凉。而使用空调时，空调的温度调到大人不感觉很热为宜。如果宝宝出汗了，在开空调前先给宝宝擦干身上的汗，最好洗个温水澡并擦干。

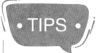

开空调时最好使用加湿器

如果宝宝是夏天出生，家里开了空调，会使室内空气变得干燥，这时妈妈应使用加湿器来提高空气湿度，否则对宝宝的健康不利。

勤给新生儿剪指甲

新生儿一出生就会有指甲，之后迅速增长，当小婴儿双手乱舞时，一旦碰上硬物，容易导致指甲劈裂或者在自己的脸上、身上留下伤痕，所以建议一周给宝宝剪1~2次指甲。

剪指甲时要注意以下几点：

1.如果妈妈用不惯婴儿专用的指甲剪，可买个小剪刀，当宝宝指甲长长时，适当地修剪一下便可。

2.在宝宝睡着时剪。宝宝熟睡时剪指甲可以避免因为宝宝乱动带来的意外伤害。

3.不要剪得太深。给宝宝剪指甲一定不要剪得太深，防止宝宝不舒服或剪伤宝宝。

4.剪指甲不要留角。宝宝喜欢用手抓挠脸部和身体其他部位，往往会抓破皮肤，所以剪指甲时不要留角，要剪成圆弧形。

新生儿口腔的清洁护理

有的妈妈会定期给宝宝清洁口腔，如用纱布擦拭宝宝口腔。其实宝宝口腔一般不需要特别清洁，首先，宝宝口腔黏膜很薄、很脆弱，如果用纱布擦拭，即使再怎么小心、动作轻微，都有可能擦破口腔黏膜；另外，如果妈妈的手或者纱布不够干净，清洁口腔的行为反而容易造成口腔黏膜感染，给宝宝带来额外的痛苦。

如果妈妈想要给宝宝清洁口腔，只需在宝宝每次喝完奶后适当喂些水，水可以冲刷口腔内的奶液，减少口腔中的奶液残留，降低细菌滋生的概率。

怎样为新生儿清理鼻腔

新生儿的鼻腔黏膜很薄、很脆弱，清理鼻腔时不要太粗鲁，最好不要用比较硬的棉签清理，一不小心就会伤到宝宝。

新生儿鼻腔黏膜干燥，鼻内分泌物容易干结。如果已经干结了，可以在鼻子里滴一滴温盐水，让鼻内分泌物软化，再轻轻挤压鼻翼，使鼻内分泌物松脱，然后再用纸巾带出来就可以了。最好不要强行清除，以免弄伤鼻腔黏膜，导致鼻出血。

新生儿每天抱多久为好

不要长时间将新生儿抱在怀里，不管醒着还是睡着。适当抱新生儿是建立亲子感情的重要一步，但是如果久抱，就有悖于新生儿的生长发育规律，尤其是睡觉的时候，比起抱着睡，躺着睡更有利于宝宝的睡眠质量和生长发育。

不能久抱新生儿，也不能把新生儿扔在一边完全不抱，刚从子宫出来的新生儿来到一个陌生的世界，爸爸妈妈充满爱意的拥抱会让他感觉温暖和安全。新生儿被抱起时视线开阔，会接受更多的环境刺激，有利于大脑发育。

给宝宝做抚触好处多

抚触是妈妈向宝宝表达爱意的好方式，也是在宝宝不安的时候让宝宝安静下来的有效方法。宝宝离开母体后，来到了一个陌生的地方，会感到不适应，或许还少了些安全感，啼哭成为宝宝的一种本能反应。抚触可以为宝宝提供一个继续与母体接触的机会，帮助宝宝获得安全感，建立对妈妈的信任感。

此外，国内外专家多年的研究和临床实践证明，给宝宝进行系统的抚触，有利于宝宝的生长发育，增强宝宝的免疫力，促进其食物的消化和吸收，减少宝宝哭闹，增强其睡眠质量。

另有研究表明，抚触可以帮助宝宝得到平和安静的感觉。

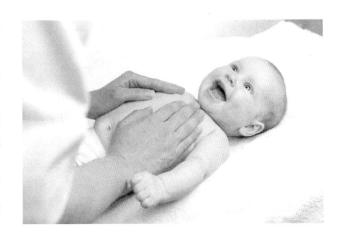

· TIPS ·

早产儿更需要抚触

抚触可促进早产儿体格发育，其机制可能是抚触时"治疗信息"会通过人体体表的触觉感受器，沿着神经传达到大脑，由大脑发出指令，增加迷走神经活性，使胃泌素及胰岛素的分泌增加，从而增加宝宝的消化和吸收功能。抚触对宝宝来说，实际上是间接增加了运动量，所以宝宝的食欲增强，摄入奶量增多，体重增长加快。

做抚触前的准备和注意事项

妈妈宜选择一个适当的时间给宝宝做抚触。宝宝不宜太饱或太饿，抚触最好在宝宝沐浴后进行。然后将室内温度调至28℃左右，采用舒适的体位，选择安静、清洁的房间，放一些柔和的音乐。在抚触前准备好毛巾、尿布、替换的衣物，先倒一些婴儿润肤油于掌心，并相互揉搓使双手温暖。

此外，给宝宝做抚触要注意以下事项：

1.抚触时要根据宝宝的需要，一旦感觉宝宝满足了即停止。

2.面部抚触有利于舒缓脸部紧绷肌肤，但不应随便亲吻宝宝。

3.开始抚触时力度要轻，然后逐渐增加压力，让宝宝慢慢适应起来。

4.不要强迫宝宝保持固定姿势，如果宝宝哭了，先设法让他安静，然后才可继续。一旦宝宝哭得很厉害就应停止。

5.宝宝有湿疹，特别是渗出性湿疹，面积比较大时，千万不要给宝宝进行抚触，以减少对皮肤的刺激，必要时请医生处理。如果只是脸上有几粒湿疹，抚触身体时也要特别注意，因为容易生湿疹的孩子，其皮肤往往比较敏感，容易产生过敏现象。

6.宝宝脐带干燥了就可以开始进行抚触。抚触可以持续到一岁。一岁以后的宝宝基本会走路、讲话了，妈妈可以尝试用别的方式和宝宝交流。

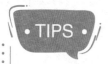

宝宝误食婴儿润肤油

用专门的婴儿润肤油给宝宝进行抚触是较为安全的。有相关研究证明，食入少量婴儿润肤油（如抚触时宝宝吮吸手指），对宝宝是无害的。

抚触的主要部位与功效

条件允许时可以给宝宝做全套的抚触，或者只做其中的几个部位也行。

手部抚触——增加灵活反应

将宝宝双手下垂，用一只手捏住其胳膊，从上臂到手腕轻轻挤捏，然后用手指按摩其手腕。用同样的方法按摩另一只手。双手夹住宝宝的小手臂，上下轻轻搓滚，并轻捏宝宝的手腕和小手。在确保宝宝手部不受伤的前提下，用拇指从宝宝的手掌心按摩至手指。

腿部、脚部抚触——增加运动协调能力

按摩宝宝的大腿、膝部、小腿，从大腿至踝部轻轻挤捏，然后按摩脚踝及足部。接下来双手夹住宝宝的小腿，上下轻轻搓滚，并轻捏宝宝的脚踝和脚掌。在确保宝宝脚踝不受伤害的前提下，用拇指从宝宝的脚后跟按摩至脚趾。

腹部抚触——有助于胃肠活动

按顺时针方向画圆圈来按摩宝宝腹部，但是在脐痂未脱落前不要按摩该区域。

脸部抚触——舒缓脸部紧绷肌肤

取适量婴儿润肤乳液，从前额中心处用双手拇指往外推压。在眉头、眼窝、人中、下巴处，同样用双手拇指轻轻往外推压。

背部抚触——舒缓背部肌肉

宝宝取俯卧位，妈妈双手平放在宝宝背部，从颈部向下按，用指尖轻按宝宝脊柱两边的肌肉，再从颈部向下重复按。

大小便管理

吃、喝、拉、撒、睡是宝宝的主要成长任务，每样都极其重要。而对于"拉"这个问题，也是家长照护宝宝的重中之重。大多数新手爸妈看到宝宝的大便，都会觉得很吃惊。因为宝宝大便的形状和质地多种多样，即便是有经验的父母，也未必都见过。还不会言语的宝宝，他的健康状况其实都表现在大小便里，只要用心观察，我们就能对宝宝的健康状况一清二楚。大小便是否正常，是判断宝宝是否健康的晴雨表。

新生儿多久排小便

新生儿出生时膀胱中仅有少量的尿液，大多数会在出生后24小时内排尿，少数会延迟到出生后48小时。如果过了48小时，新生儿依然没有排尿，要报告医生，进行检查。

新生儿因为头几天吃得少，所以小便次数也较少，每天排4~5次，随着食量增大，小便次数和小便量都迅速增加。

有的新生儿初期的尿液颜色较深，这是正常的，还要过一段时间，尿液才能变得清亮。

新生儿多久排胎便

新生儿在出生后24小时内首次排出胎便，颜色呈暗绿色或黑褐色，质地黏稠。如果宝宝在24小时内没有排出胎便，要报告医生进行检查。

在胎便排干净之后，新生儿开始正常的排便，大便次数不定，一般为一天排2~5次，母乳喂养的宝宝大便次数偏多，人工喂养的宝宝大便次数偏少。

母乳喂养的新生儿大便呈金黄色糊状，人工喂养的新生儿大便呈土黄色或淡黄色，糊状。如果母乳喂养的新生儿大便呈绿色，表示母乳不足，需要增加母乳喂养量。如果大便中有奶瓣，但大便颜色正常，质地均匀，水分不多而且不含黏液，就不用担心，这是正常的。人工喂养的新生儿如果大便呈灰色，质硬且较臭，说明这款奶粉不适合宝宝，需要换奶粉。

怎样观察新生儿的小便

要经常观察新生儿的小便，有几种看上去异常的情况，要区别对待：

1.新生儿尿量明显减少，如果同时伴有尿色发黄，可能是饮水不足引起的，只要适当喂水就可以了。但是如果同时伴有腹泻、呕吐等现象，尿量减少可能预示着脱水和电解质平衡紊乱的情况，要及时看医生。

2.排尿过频，要观察尿量是否同时增加，如果有所增加，说明是正常情况，如果没有增加就可能是疾病所致，需要检查、治疗。

3.新生儿尿液发红，这是由尿酸盐结晶所致，是正常现象，3天左右就可消失。如果3天后仍没有消失可能是疾病引起的，需要及时检查治疗。

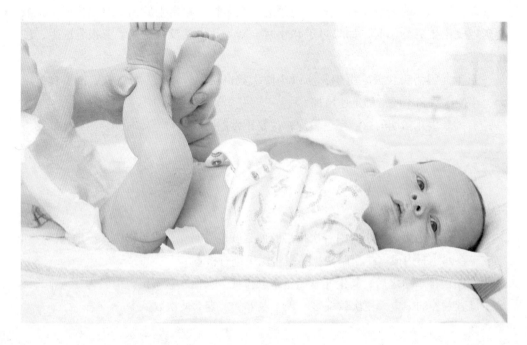

学会观察新生儿的大便情况

喂母乳的新生儿大便呈金黄色，偶尔会微带绿色且比较稀，或呈软膏样，均匀一致，带有酸味且没有泡沫。通常在新生儿期大便次数较多，一般为一天排便2~5次，但有的新生儿会一天排便7~8次，也属正常，只要宝宝精神饱满，吃奶情况良好，身高、体重增长正常，妈妈就没有必要担忧。如果新生儿吃的是配方奶，那么大便通常呈淡黄色或土黄色，比较干燥、粗糙，如硬膏样，常带有难闻的粪臭味。

一般来说，新生儿的大便稍微有些改变，颜色或深或浅，形状或稠或稀，都没有很大问题，不需要忧虑，但当新生儿的大便出现了较大的形状或次数上的改变就一定要警惕了，这可能是某些疾病的警示信号。

1.如果大便颜色灰白，同时宝宝小便呈黄色，有可能是先天性胆道梗阻的征兆。

2.如果大便呈现柏油样的黑色，可能是消化道出血。

3.如果大便带有红血丝，可能是肛周有破裂。

4.如果宝宝大便次数增多，并带有黏液、血液，可能是出血性小肠炎或痢疾。

新生儿大便异常时，一定要及时就医。

大便后怎样清洗小屁屁

宝宝的皮肤十分娇嫩，被大小便刺激后，容易引起"红屁股"，如果大便污染尿道口，还会发生尿路感染。因此，宝宝每次大便后一定要清洗小屁屁，千万不要以为用湿纸巾擦后就万事大吉了，肛门褶皱的地方是擦不干净的。

妈妈给宝宝洗小屁屁时要注意以下几点：

1.水温要适宜，一般在38~40℃，大人先用手试一试，不能有烫手的感觉。

2.要用质地柔软的小毛巾或纱布擦屁屁，每次用完后要搓洗干净，并放在阳光下晾晒。

3.洗时要从上向下洗，就是先洗尿道处，再洗肛门周围，以防止肛门部位的细菌污染尿道口。这对女宝宝尤为重要，因为女性的尿道口离肛门近，更容易感染。

宝宝一吃就拉是为什么

如果宝宝精神很好，食欲也很好，那么宝宝一吃就拉就是正常的。这在医学上叫肠胃反射，吃东西的时候，由于食物对胃肠道的刺激，引起结肠、直肠的运动增强，造成排便，宝宝的肠胃反射非常敏感，因而会造成宝宝一吃就拉。

母乳喂养的宝宝出现吃完就拉的情况尤为常见。事实上，如果在头几周，宝宝差不多每次都是吃完就拉，还是个好现象，因为这说明他吃饱了，妈妈的乳汁很充足。

等到宝宝3～6周大，他的排便次数就会降下来，不过，有些宝宝还是会继续这种吃完就拉的习惯，但这种现象一般会随着宝宝的生长慢慢地消失。

如果宝宝是吃配方奶，他的排便次数常常没有母乳喂养的宝宝那么频繁，不过，有些吃配方奶的宝宝吃完就拉也是正常现象，妈妈不用担心。

通常而言，如果宝宝的排便习惯一直都算稳定，妈妈不需要担心，但是，如果宝宝的排便习惯突然发生了变化，并且他的大便变得更稀，那就要带他去医院了。

吃母乳腹泻的宝宝能够母乳喂养吗

有些宝宝从出生后几天就开始每天多次排出稀薄大便，每天少则2～3次，多则6～7次，大便呈黄色或黄绿色，让妈妈很是着急担心。但是宝宝一直食欲很好，体重增长也很正常，那么这是怎么回事呢？会不会影响宝宝健康呢？

上面提到的这种现象在医学上称为"小儿生理性腹泻"，属正常现象，那是因为宝宝刚出生，胃肠功能还不是很好，母乳中的营养成分太高，无法都被宝宝吸收，所以才拉稀。只要宝宝状态良好，妈妈大可放心。

不过，也有宝宝拉稀是因为妈妈吃了不适合的食物，如过于寒凉的食物、太过油腻的食物、不洁的食物。如果妈妈有类似的情况，要及时调整自己的饮食。

对于生理性腹泻的宝宝，不需要任何治疗，不必断奶，一般在出生后6个月左右的时候，也就是宝宝能吃辅食时，这种现象会缓解或消失。

如果妈妈怀疑宝宝患有肠炎，可留宝宝大便，1小时内送医院做大便常规检查，有异常再遵医嘱服用药物。不要自行给宝宝服药，以免破坏肠道环境，尤其不能乱用抗生素。

新生儿早教

新生儿身体与行为能力特点

刚出生的宝宝体重会下降，从第2周起，宝宝的体重开始回升，到第2周末即可恢复到出生时的体重。

出生后2周左右，宝宝出现有生以来的第一次微笑，能够用哭声来寻求帮助，有时被人抱着或看到人脸时会安静下来。能注视人脸，甚至模仿人的表情。即使在不喂奶时，宝宝也开始寻找母亲的乳房。

第3周的宝宝已经可以和大人对视，但持续的时间还不长。大部分宝宝在此时会伸出手臂、双腿玩耍，有的宝宝还会在俯卧时短暂地抬头。这时的宝宝已经表现出不同的性格特征：有的爱哭好动，不易照料；有的则文静乖巧，哭闹较少。这个阶段

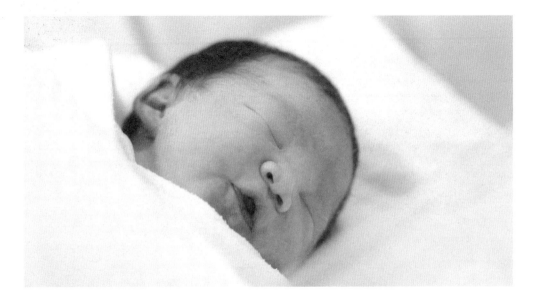

父母不可轻易地改变宝宝的性格特质，只能努力去适应宝宝。

出生后第4周的宝宝已经初步形成自己的睡眠、吃奶和排便习惯，有的宝宝夜里已经能睡4~6个小时的长觉。在感知觉和心智发展方面，第4周的宝宝已经可以辨别母亲的声音和气味，还能记住几秒钟内重复出现的东西。到第4周末的时候，宝宝可以听到50厘米以内的声音，看清近距离的人或物，目光也会随着眼前的物体进行水平移动。

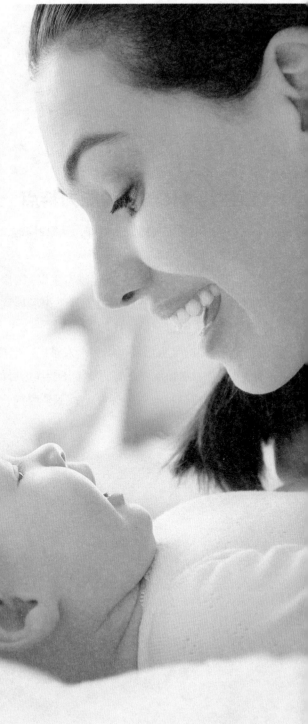

新生儿四项行为训练

精细动作训练

主要是手的灵活性的训练，可让新生儿多握成人的手指，或将小棉条、小玩具等不定时放于新生儿手中，让其抓握。从新生儿手中取出物体时，可轻触其手背，新生儿会自动放手。

言语训练

新生儿具备了笑和发音的能力，可在新生儿安静清醒时，与其面对面，用轻柔、舒缓、清晰、高音调的声音对新生儿说话，具体内容可以是儿歌、诗词或安抚性的交流等。持续一会儿，可见新生儿肢体活动增加，出现微笑等愉快反应。

社会适应行为训练

新生儿对脸谱型的图形及人脸有与生俱来的敏感和喜爱，可多给其看脸谱型挂饰或与其面对面交流，使其形成对自身以外的人的认知。

感知觉训练

视觉：在婴儿床正上方20厘米处挂一些鲜艳的、色彩分明的、大一些的图片或玩具，以促进新生儿视觉能力发展。

听觉：可为新生儿播放一些轻柔、舒缓的音乐，也可以播放儿歌、诗词朗诵等。

触觉：同新生儿抚触及精细动作训练。

新生儿宜"俯卧"

新生儿刚刚脱离宫内环境，对于外界还不是十分熟悉，妈妈可以用"俯卧"的方式让宝宝回忆在子宫内的感觉，增强妈妈与宝宝的情感联系，让宝宝感到安全。

操作方法：妈妈平躺在床上，让宝宝俯卧在自己的腹部，头部贴近自己的胸部。这时宝宝可以听到妈妈的心跳声，这是他在子宫内非常熟悉的声音。听着熟悉的声音，与妈妈贴身接触，宝宝会感到非常安全和舒适。

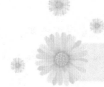

爸爸妈妈最关注的问题

新生儿生长发育参考指标

年龄	体重（千克）		身高（厘米）		平均头围（厘米）	
	男	女	男	女	男	女
新生儿	2.26~4.66	2.26~4.65	45.2~55.8	44.7~55.0	30.9~37.9	33.4~37.5

新生儿长什么样

头部

由于分娩时受产道的挤压，新生儿的头部可能会变形，有的还有局部水肿形成的产瘤。有的头发很茂盛，有的头发却十分稀疏，湿漉漉地贴在头皮上。由于头骨尚未完全封闭，父母可以在新生儿的头部明显看出前后囟门处皮下血管搏动。

脸部

由于受产道挤压的缘故，新生儿的脸部、眼睛看上去都会有些肿，两颊可能不对称，鼻梁也比较扁，鼻尖上还会出现黄白色的粟粒疹。新生儿的眼睛运动并不协调，常有小度数的外斜视，一般在4~6个月时才会消失。

皮肤

新生儿的皮肤非常薄，颜色发红，褶皱很多，有的皮肤上还沾着白色的胎脂或覆盖着一层软软的绒毛。有的腰腹部还会出现青紫色的"蒙古斑"。

体态

由于子宫内的空间限制，绝大多数宝宝都是双臂弯曲在胸前，双腿弯曲紧贴腹部、双手紧握的姿势出生的。出生后，头、颈、躯干虽然会逐渐伸展开，四肢仍会在一段时间内保持蜷曲，小手也会保持一段时间的握拳姿势。

宝宝出生后的生理现象

出生后第1周，宝宝会出现排胎便、体重减轻等生理现象，然后才会进入平稳生长期，开始正常的生长发育进程。

生理性黄疸：足月儿一般在出生后2～3天开始出现黄疸，这是由于新生儿各个器官功能发育尚未成熟，对胆红素的转运代谢功能不足，过多的胆红素积聚，不能及时排出体外而引起的。正常的黄疸一般在5～7天自行消退，最迟不超过2周，父母不必过分忧虑。如果新生儿在出生后24小时内就出现黄疸，或黄疸发展过快，持续时间过长，甚至有体温不正常、不好好吃奶、呕吐、大小便颜色异常等症状，就属于病理性的黄疸，应及时就医治疗。

脐带脱落：出生后1～2周，大部分新生儿的脐带会自动脱落。

排胎便：出生3天内，新生儿排出的大便呈暗绿色或者黑褐色，这就是通常说的"胎便"。2～3天，大便会慢慢变成黄色，说明胎便已经排尽，新生儿的肠道已经畅通了。

体重减轻：出生后1周内，由于新手妈妈的泌乳能力和新生儿的吸吮能力都不足，新生儿不能获得足够的水分和营养，会出现体重减轻的现象。1周以后，新生儿能正常进食了，体重就不再减轻了。

呼吸不规则：新生儿呼吸频率快，每分钟40～44次，而且呼吸一般都不稳定，经常会出现一阵快速的呼吸，继而又变得缓

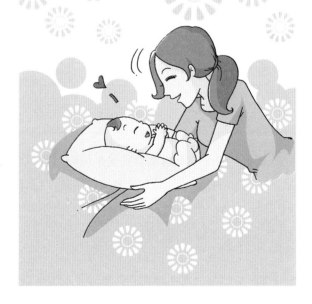

慢，有时还有短暂的呼吸暂停，父母对此不必过分担心。如果新生儿的呼吸频率每分钟超过60次，呼吸急促，建议及时到医院就诊。

乳房肿大：受母亲体内激素的影响，新生儿（不分男女）出生1周内可能会出现乳房肿大现象，有时还会泌乳，这也是一种正常的生理现象，不需治疗，更不要挤压新生儿的乳房。

"假月经"：由于受母亲体内雌性激素的影响，新生女婴会在出生后1周左右出现阴道出血的现象，这被称为"假月经"，是新生儿期的一种正常生理现象。这种现象一般会自然消失，无须特殊处理，只需在大小便后清洗女婴的外阴和臀部即可。

新生儿的特殊生理现象

四肢屈曲

从出生到满月，新生儿的四肢总是呈现屈曲蜷缩的状态，这是健康新生儿肌张力正常的表现。随着月龄的增加，宝宝蜷曲的四肢会逐渐伸展，父母不要强行捆绑、拉直宝宝的四肢，否则就会影响其骨骼的生长。

脱皮

大多数新生儿都会出现脱皮现象，生理性脱皮是由新生儿基膜不发达，表皮层和真皮层的联结不够紧密造成的。这种脱皮是一种正常的生理现象，随着新生儿的发育会逐渐好转，无须特别保护。

"马牙"和"螳螂嘴"

新生儿的牙床上通常会长出米粒大、黄白色的小突起，看起来像刚刚萌出的小牙，这就是俗称的"马牙"。有的新生儿口腔内颊部两侧各有一隆起的脂肪垫，这种生理现象俗称"螳螂嘴"。"马牙"和"螳螂嘴"不需要特别处理。

剖宫产宝宝怎样护理

通过剖宫产方式降生的宝宝由于没有经过产道的正常挤压，不但平衡能力和适应能力可能比自然分娩的宝宝差，还容易患呼吸系统疾病。由于先天触觉学习不良，剖宫产宝宝往往比较爱哭、爱动，睡眠容易惊醒，胆子一般较小。

剖宫产宝宝的护理要点

多摇晃： 宝宝出生后前3个月，父母应经常抱着宝宝轻轻摇晃，让他的平衡能力得到初步的锻炼。注意一定不要用力摇晃，以免宝宝的大脑受到损伤。

进行抚触： 抚触从宝宝出生就可以进行。操作时，父母可以将宝宝包在干净柔软的大毛巾里，轻轻抚摸宝宝，或让宝宝躺在床上，用柔软的枕头轻轻挤压宝宝全身。如果有时间，父母还可以在医生指导下对宝宝进行头、颈、背、胸腹、四肢等部位的抚触。

多运动： 宝宝初生时父母可以多帮宝宝翻身，或利用宝宝固有的反射训练宝宝抓握；宝宝长大一些后，父母可以帮宝宝翻身、打滚、爬行。

刺激皮肤： 天气好的时候父母应多抱宝宝到户外活动，使宝宝的皮肤接受微风和阳光的刺激。

早产儿怎样护理

早产儿由于器官、各项系统发育不成熟，对外界的适应能力很差，容易因为体温调节功能不佳，出现体温过低或过高；或由于呼吸能力弱，出现间歇性呼吸暂停甚至窒息；或由于吮吸和吞咽能力比较弱，容易出现吞咽困难、溢奶；或由于免疫力低下，即使轻微感染也容易引起一些疾病。

早产儿的护理要点

注意保暖： 根据早产儿的体重、发育成熟度及环境温湿度，采取不同措施进行适度保暖，提倡"袋鼠式护理"方法。

严防感染： 早产儿所居的房间应定时通风，并尽量减少和外人的接触。母亲照顾宝宝时应洗净双手和乳头，戴好口罩，并尽量不亲吻宝宝。宝宝洗澡时应注意保持脐部干燥，以免引起感染。此外，父母还应多检查宝宝的皮肤，如果发现脓疱、发红等现象，要尽早带宝宝到医院诊治。

细心喂养： 早产儿一般要留院观察，由于脱离母亲的时间较长，出院后基本采

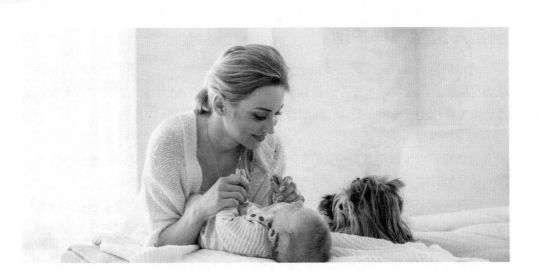

取人工喂养或混合喂养。这就需要父母注意奶粉的冲调和喂哺方式：奶的温度、浓度要适中，切忌太冷或太热、太稠或太稀；喂奶速度要慢，以免宝宝吃得太急而导致呛奶。

定期复查：与足月儿比起来，早产儿的视网膜发育一般欠佳。宝宝回家后，父母应重视宝宝的视网膜检查，遵医嘱定期复查。

家里养宠物，怎样保证宝宝的安全

鉴于宠物可能导致宝宝患寄生虫病或过敏，父母应该多了解一些宝宝和宠物相处的知识，保证宝宝的安全。

养宠物容易引起的问题

寄生性微生物：一般的猫和狗身上都会寄生真菌，如果侵犯到宝宝的皮肤，易使宝宝头、面、颈、胸等部位长皮癣，如果治疗不及时，还会反复感染或传染给别人。猫、狗的体内还可能携带狂犬病毒，一旦宠物咬伤宝宝，导致宝宝患狂犬病，会给宝宝造成致命危险。

寄生虫病：猫、狗等宠物的身上容易长寄生虫。猫、狗的身上寄生有10种以上的寄生虫，可能通过粪便、分泌物、皮毛接触等途径传染给宝宝。

被宠物攻击：有时候狗会把晃动的摇篮看成猎物加以攻击。如果此时宝宝恰好睡在摇篮里，就会成为宠物的攻击对象。如果父母过分宠爱宝宝而忽视宠物，有的宠物可能会把宝宝看作和自己抢夺宠爱的"对手"，从而寻找机会攻击宝宝。

窒息：猫撕咬宝宝的可能性较小，但也不可掉以轻心。它们可能会跳到宝宝身边和宝宝玩耍。如果它们的身体或皮毛挡住了宝宝的口鼻，就易致宝宝窒息。

怎样使宠物和宝宝安全相处

无论多么爱宠物，父母也应该时刻意识到宠物可能给宝宝带来的危险，做好各种预防措施，避免宠物伤害宝宝，或给宝宝的健康带来威胁。

要做到这一点，父母应该从哪些方面入手呢?

1. 耐心地教导宠物。宝宝对宠物的攻击是毫无抗拒之力的，如果想确保宝宝安全，父母最该做的就是教导宠物，不要让宠物随便接近宝宝，更不要让宠物对宝宝做出攻击性的举动。

2. 定期给宠物注射疫苗。

3. 做好驱虫工作。一定要定期带宠物到宠物医院驱虫。

4. 给宠物做好卫生。除了必要的户外活动，所有宠物都应该养在室内，最好不要散养在户外。宠物所吃的食物、所喝的水都应该清洁，最好喂熟食。宠物的便盆及便盆周围要勤打扫、勤清洗，确保干净。要定期给宠物洗澡，并将宠物掉落的毛发及时清理掉。

5. 做好房间和家人的卫生工作。如果家里养了宠物，一定要勤搞卫生，特别是宝宝居室的卫生，把宝宝被宠物身上的寄生虫或寄生微生物感染的概率降到最低。此外，所有家人都应该养成良好的卫生习惯，接触宠物后要用肥皂彻底洗手，吃饭前、接触宝宝前也要先洗手。

6. 给宠物及时、适度的关爱。宠物也是有感情的。如果父母因为爱宝宝的缘故经常冷落宠物，对宠物"求关爱"的表现视而不见，甚至粗暴地对待宠物，宠物就会把宝宝看作和自己抢夺"爱"的竞争对手。即使要照顾宝宝，父母也应该给宠物足够的呵护和关心，以免宠物因为嫉妒和愤怒而故意"捣蛋"。

7. 让宝宝和宠物保持安全距离。尽管做了诸多预防措施，但父母也不能保证绝对不会出问题。所以，让宝宝和宠物保持一定的距离是十分必要的。父母应禁止宠物和宝宝一起睡觉，并将宠物使用的碗盘、便盆等用品放在宝宝够不到的地方。

出现意外时的紧急处理

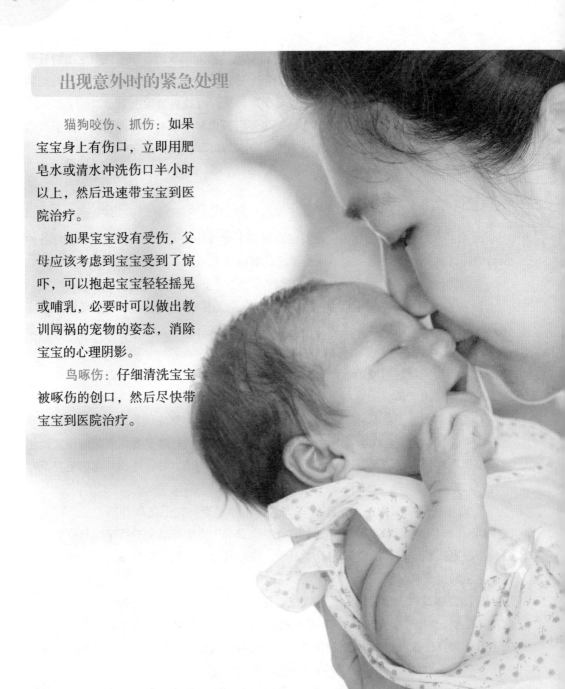

猫狗咬伤、抓伤：如果宝宝身上有伤口，立即用肥皂水或清水冲洗伤口半小时以上，然后迅速带宝宝到医院治疗。

如果宝宝没有受伤，父母应该考虑到宝宝受到了惊吓，可以抱起宝宝轻轻摇晃或哺乳，必要时可以做出教训闯祸的宠物的姿态，消除宝宝的心理阴影。

鸟啄伤：仔细清洗宝宝被啄伤的创口，然后尽快带宝宝到医院治疗。

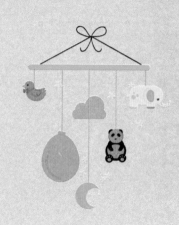

婴儿期

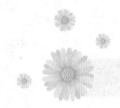

婴儿喂养

从母乳到辅食

乳汁多少与乳房大小没有关联

在人们眼中，似乎乳房大的女性才乳汁充足，更适合喂养孩子，而平胸或者乳房小的女性乳汁则非常少，事实上并非如此。

乳房的大小取决于乳房内脂肪的多少，而乳汁的多少，却取决于乳腺组织，而不是乳房的大小。

大部分女性，只要开奶方法得当，都会有乳汁。乳汁分泌与乳房的大小没有关系，而是与乳腺组织是否丰富有关，有时与开奶的早晚、哺育的方式有关，也与产妇的心情、营养有关系。产妇营养均衡、心情放松，乳汁自然会来。

怎样判断母乳是否充足

宝宝一哭，便总会有长辈问奶水够不够？没有什么比母乳不足更能打击妈妈的了。妈妈不必总是担心自己的母乳不够，如果宝宝尿量正常，大便符合下面所说的规律，体重在正常范围内，那就是够吃的。

尿量：吃足量奶的宝宝，出生后至2个月时，每天排250～400毫升的尿，至12个月时，每天排400～500毫升的尿。尿的颜色是清亮的，或颜色很浅。如果尿的颜色很深，说明宝宝摄入的母乳可能不够。

大便：吃足量奶的宝宝，出生一周内胎便应该排净。第2～4周，每天大便次数为2～5次。2～3个月后，随着宝宝肠道系统的逐渐发育，大便次数一般来说会减少为每天2～3次。

尿量和大便的情况能反映宝宝是否吃到了足够量的母乳。如果只有几周大的宝宝大便太少，就要看看他的衔乳姿势是否正确。

喂养：妈妈的乳房喂奶后比喂奶前软些。喂奶前后乳房柔软程度的差别随着宝宝的长大会逐渐减小。喂奶时，宝宝的吸吮会刺激妈妈奶阵（奶阵时伴有轻微胀痛），如果妈妈对奶阵没有感觉，可以观察宝宝，如果宝宝大口吞咽，一般就是奶阵来了。

体重：第一个月，体重增加可达1~1.7千克；出生后3~4个月，体重约等于出生时体重的2倍。

以上数据可以判断宝宝是否吃到了足够的奶，妈妈就不用担心自己的奶量了，勤喂就好，并确保宝宝正确衔乳，可以好好吸吮。有时候宝宝会频繁吃奶，或者刚吃完一顿就又要吃，不一定是因为饿，他会因为饥饿之外的很多原因要求吃奶，比如寻求吃奶时和妈妈的那种亲近，或者需要靠吸吮动作来辅助自己入睡。

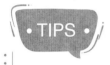

关于猛长期

宝宝出生后的第1年，会出现几次猛长期，在这几个阶段，宝宝就像鸟窝里的小鸟，一整天都张着嘴找吃的。很多宝宝在第3周和第6周都不停地吃奶，这并不能说明妈妈的奶水不足，而是婴儿成长发育所需要的养分比较多，他会通过频繁吸吮来刺激妈妈分泌更多的乳汁。在这种时候，坚持勤喂几天，一旦乳汁分泌量达到宝宝的要求，他的吸吮频率自然会降低。所以这时不要给宝宝加奶粉，继续让宝宝吃妈妈的奶，虽然妈妈辛苦一些，但是只有这样才能保证将来的奶够宝宝吃。

每次喂奶都要让宝宝将乳房吸空

妈妈给宝宝喂奶时一定要宝宝将一侧乳房吸空后再换另一侧乳房，待下次哺乳时将两侧乳房的先后顺序调换。如，让宝宝先吮吸左边的乳房，直到左边乳房吸空后再换右边。一般来说，一半以上的乳汁在开始喂奶的5分钟就吸到了，8~10分钟能吸空一侧乳房。下次哺乳就从右边开始喂，让宝宝将右边的乳房吸空后再换左边。如此轮流哺乳，可以使左、右乳房轮流被吸空，这样可刺激妈妈产生更多的乳汁。

另外，乳汁的成分会因出乳先后而有所不同，最先分泌的乳汁脂肪含量低而蛋白质含量高；随后，脂肪含量逐渐增多而蛋白质含量逐渐减少。因此，让两侧乳房轮流被吸空，可保证宝宝摄入均衡的营养。

宝宝吃不完时要不要攒奶

有时候，宝宝没有把乳房里的乳汁全吃完，在这种情况下，剩下的乳汁是挤出来好还是留着好？这个没有标准的答案，妈妈需要根据自身情况处理。

当挤奶可以促进乳汁分泌时，应挤出来。如果剩下的乳汁挤出来之后，下次乳汁分泌得很充足，就可以在宝宝每次吃奶之后把剩余的乳汁挤出来。

当挤奶无济于乳汁分泌时，可不挤。如果吃剩的乳汁不论挤还是不挤，都不会影响下次乳汁的分泌，就没有挤出的必要了。

对乳汁充足甚至过剩的妈妈而言，如果不挤出来的话，乳房可能会胀痛，也容易形成急性乳腺炎，这时则应该挤出，而不应该攒着。

一般来说，经过一段时间的配合，妈妈的泌乳量和宝宝的食量会达到供需平衡。妈妈哺乳间隔时间不要过长，不要等到宝宝很饿而自己乳房又很胀的情况下再去喂。

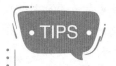

攒奶易致急性乳腺炎

攒奶会造成乳汁淤积，很容易诱发急性乳腺炎。乳汁是细菌的良好培养基，当妈妈的乳汁没有及时排空时，一旦细菌通过各种途径乘虚而入，在乳房这个温室生长繁殖，这就会使乳房发生疼痛，甚至出现脓肿，这就是急性乳腺炎。

不要让宝宝含着乳头睡觉

很多情况下，宝宝吃着奶睡着了，这时嘴里还含着乳头。妈妈怕打扰宝宝睡觉，可能就不会将乳头从宝宝嘴里拿出来，这样做很容易让宝宝产生依赖，造成日后断奶困难，而且长期含着乳头睡觉，会影响宝宝上下颌骨的发育，使嘴变形。特别是夜间，如果宝宝含着乳头睡，有可能在妈妈睡熟后，乳房压住宝宝的鼻孔，造成宝宝窒息死亡。所以，如果宝宝吃奶睡着了，妈妈可先用手轻轻捻宝宝的耳垂，让他醒来再吃一些（宝宝可能没吃饱，只是累了就睡了），如果宝宝实在不愿再多吃，就要及时把乳头抽出。

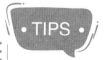

抽出乳头的方法

妈妈可用手指轻轻压一下宝宝的下巴或下嘴唇，这样宝宝就会松开乳头，这时再抽出乳头就比较容易了。

妈妈患感冒时能不能继续哺乳

有的妈妈感冒了，担心哺乳会将感冒传染给宝宝，就干脆停了母乳而改喂奶粉，这样做并不科学。

首先，乳汁中并没有有活性的感冒病毒，单纯哺乳一般不会传染。

其次，妈妈感冒后，乳汁中会含有对抗感冒病毒的抗体，宝宝吃奶后就可以拥有这些抗体。

因此，妈妈轻微的感冒完全不用停喂母乳，只需戴口罩、勤洗手和定时给房间通风，切断感冒的传播途径即可。

如果妈妈感冒较重，需要服用药物时，能不能继续哺乳以及如何哺乳要听从医生的嘱咐。

妈妈患急性乳腺炎时要不要继续哺乳

妈妈患急性乳腺炎后应请医生诊治，继续哺乳。

患急性乳腺炎的主要原因是乳汁淤积和细菌侵袭。这期间让宝宝继续吃奶对妈妈有好处，因为宝宝的吸吮可以起到疏通乳腺导管的作用。

如果妈妈不想喂宝宝发炎的一侧乳房，也一定要将该侧乳汁挤出来，才能改善症状。如果炎症很厉害，甚至发生脓肿时，可暂停哺乳，同时将乳汁挤出或用吸奶器吸出。

急性乳腺炎的症状

急性乳腺炎通常发生得很突然，症状为乳房会有局部的红肿、胀痛，体温升高，也时常让妈妈感觉像得了流行性感冒一样，全身疲惫或畏寒。

哺乳时乳头疼痛是怎么回事

喂奶对于妈妈来说应该是一件挺幸福的事情，如果妈妈喂奶时很痛苦，多半是发生了乳头皲裂。乳头皲裂是指哺乳几天之后，妈妈的乳头变得粗糙，并且出现细微裂纹，严重时会出血，任何触碰甚至凉风吹过都会引起钻心的刺痛。

发生乳头皲裂主要是因为妈妈的喂奶方式不对，如宝宝只含着妈妈乳头吸奶。哺乳时应尽量让宝宝吸吮住大部分乳晕。宝宝吃奶省力，也达到了保护乳头的作用，这是预防乳头皲裂最有效的方法。此外，每侧乳房喂奶时间以不超过20分钟为好，如果乳头无限制地被宝宝含在口腔中，易损伤乳头皮肤，而且宝宝口腔中的细菌可通过破损的皮肤致乳房感染。喂奶完毕，一定要待宝宝口腔放松乳头后，再将乳头轻轻拉出，硬拉乳头易致乳头皮肤破损。

妈妈已经发生乳头疼痛或皲裂，哺乳时应先从疼痛较轻的一侧乳房开始，以减轻对另一侧乳房的吸吮力，并让乳头和一部分乳晕含在宝宝口中，以防乳头皮肤皲裂加剧。如果只是较轻的小裂口，可以涂些小儿鱼肝油，喂奶时注意先将药物洗净；也可外涂蛋黄油，每次喂奶后涂于裂口处，效果很好。

如果乳头疼痛剧烈或乳房肿胀，宝宝不能很好地吸吮乳头，可暂时停止哺乳，但应将乳汁挤出。

暂停哺乳时要挤出母乳

宝宝出生后，很多情况下妈妈暂时不能喂母乳，需要暂停一段时间。比如妈妈用某些药物时不能喂母乳，需要停药，等药效过去后再喂宝宝，等等。暂停哺乳期间，妈妈要注意千万别回奶，应该每次将母乳挤出，待宝宝能喂母乳时，再继续母乳喂养。

预防回奶最主要的方法就是让乳汁排出来，在固定的时间，最好是和宝宝吸奶一致的时间，每次都将乳房吸空，这样脑垂体可持续得到刺激，然后刺激乳房泌乳，就不会回奶了。

月经来潮不影响哺乳

有人认为月经来潮后，母乳会含有毒素或者没有营养，便想暂停母乳喂养，待月经结束再恢复母乳喂养。实际上，月经来潮的确会对乳汁有轻微的影响，如有的妈妈会出现奶量减少的现象，但这不会对宝宝的身体造成不利。所以，妈妈在母乳喂养期间来月经了，也应照常进行母乳喂养。

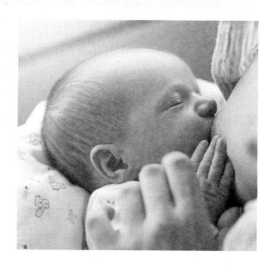

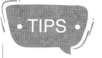

母乳喂养就不来月经吗？

很多人认为喂母乳的妈妈月经恢复得晚，甚至只要宝宝在吃奶就不会恢复，这样的说法没有科学依据。

母乳喂养可以推迟月经复潮，但由于妈妈的身体状况各不相同，有的妈妈在宝宝满月时即可恢复月经，有的妈妈则会一直等到停止母乳喂养才恢复月经；人工喂养情况下，有的妈妈可能会等到产后10个月左右才恢复。

宝宝偏好一侧乳房怎么办

有的宝宝在吃奶时只吮吸他偏好的那侧乳房，让他吃另一侧，他就大哭，拒绝吮吸，造成妈妈单侧乳房涨奶，痛苦不已。妈妈要找到原因，将宝宝的不良习惯调整过来。

宝宝偏好一侧乳房的原因如下：

1.妈妈乳房不对称。有的妈妈常常出现一侧乳房奶水充足，而另一侧奶水较少的情况。这样，有的宝宝就喜欢吃奶水充足的那侧，因为吃起来省力，而有的宝宝却偏好奶水流得较慢的那一侧，因为不容易呛到。

2.宝宝吃奶时遇惊吓。如果宝宝在吃某一侧奶时受到了惊吓，如宝宝吃得正认真的时候，妈妈突然因为宝宝咬疼了大叫，宝宝便容易把不愉快的体验与当时吃的那侧乳房联系起来，以后会尽量避免吃那侧乳房。

3.妈妈乳房有病变。这是一种很少见的情况。当有肿瘤在一侧乳房开始生长时，宝宝会拒绝吃这一侧的奶。即使他以前两侧的奶都吃得很好。

4.宝宝生病了。宝宝耳朵有感染或者鼻塞，躺在患侧吃奶会有疼痛和不适感，所以只偏一侧吃奶。

5.其他原因。比如疝气、胃的问题、神经方面的问题，都可能是引起宝宝只吃一侧乳房的原因。

妈妈应该避免宝宝只吸一侧乳房，因为长期偏好使用某一侧乳房哺乳，将导致该侧乳房大于另一侧，不喂奶的一侧乳房泌乳量将明显减少，甚至停止泌乳。

如果宝宝只吃一侧奶，妈妈应该尽量鼓励宝宝吃他不太喜欢的那一侧乳房。每次感觉宝宝快饿了都要让他先吃那一侧乳房，如果宝宝特别饿时就不要坚持，这可能会让他生气或烦躁。喂奶前先抱一会儿宝宝，让他的头贴着他不喜欢的一侧。妈妈跟他说话、玩耍，在他心情舒畅的情况下，悄悄塞入乳头。

怎样防止宝宝吐奶

宝宝胃容量小，胃入口处贲门括约肌松弛，而出口处幽门括约肌却相对紧张，进入胃内的奶，不易通过幽门进入肠道，却容易通过贲门反流回食管，溢入口中，并从口中流出来。另外，宝宝神经肌肉协调功能尚未发育完善，这也是造成奶反流的原因。宝宝吐奶一般是生理性的，不需要治疗，只要注意护理，一般随着月龄的增加，这种现象会慢慢减轻直至消失。

妈妈注意喂奶方法，一般可减少宝宝吐奶。

1.喂奶前，先给宝宝更换尿不湿，喂奶后就不要再换了，以免宝宝活动引起吐奶。

2.喂奶姿势要正确。让宝宝的身体保持一定的倾斜度，可以降低吐奶的概率。使用奶瓶时，要让奶充满奶嘴，以免宝宝吸入空气。

3.如宝宝吃奶急，要适当控制一下，如奶水流速快，妈妈要用手指轻轻夹住乳晕后部，保证奶水缓缓流出。

4.喂奶后竖着抱宝宝，轻轻给宝宝拍背，直到打嗝，再缓缓放下。

5.放宝宝躺下时，垫高上半身，再让他仰卧。

6.喂奶后发现宝宝尿了拉了，也不要马上换尿布，待宝宝熟睡后再更换。

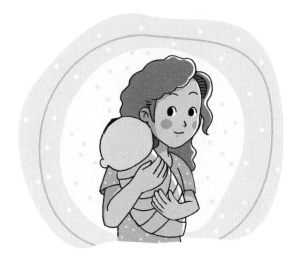

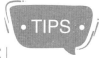

宝宝吐奶的处理办法

1.若宝宝平躺时发生吐奶，应迅速将宝宝的脸侧向一边，以免吐出物流入咽喉及气管。

2.如果发现宝宝憋气不呼吸或脸色变暗时，表示吐出物可能已经进入气管了，应马上使宝宝俯卧在妈妈膝上或硬床上，用力拍打宝宝的背部，使其能将奶咳出，随后应尽快将宝宝送往医院检查，让医生再做进一步检查或处理。

这些方法可以帮宝宝止嗝

宝宝打嗝时看着挺难受的，妈妈可试试下面的方法，帮助宝宝止嗝。

拍背并喂上点儿温水

如果宝宝是受凉引起的打嗝，妈妈先抱起宝宝，轻轻地拍拍他的小后背，然后再喂上一点儿温水，给胸脯或小肚子盖上保暖衣物。

刺激宝宝的小脚底

如果宝宝是因吃奶过急、过多或奶水凉而引起的打嗝，妈妈可刺激宝宝的小脚底。这样，可以缓解宝宝膈肌的紧张、痉挛，从而止嗝。

轻轻地挠宝宝的耳朵

宝宝不停地打嗝时，妈妈在宝宝耳边轻轻地挠痒，并和宝宝说说话，这样也有助于止嗝。

转移宝宝的注意力

妈妈也可试试给宝宝听音乐的方法，或在宝宝打嗝时不住地逗他，以转移注意力，使宝宝停止打嗝。

妈妈喂奶时要注意，不要在宝宝过度饥饿或哭得很凶时喂奶，否则宝宝便容易打嗝。

乳头内陷如何进行母乳喂养

有少数的妈妈会有乳头内陷或扁平的苦恼。其实，只要宝宝能够很好地含住妈妈的乳晕，那么扁平或内陷的乳头都不会影响母乳喂养。

宝宝需要学会如何把嘴张大，以便可以把大部分乳晕含进嘴里。乳头是否突出并不是母乳喂养成功的关键，当宝宝吃奶时，他不应只是含住了乳头，而应该尽量把乳晕都含进嘴里。妈妈可以在产前向医生咨询这一问题，以便宝宝生下来后得到正确的帮助。不少妈妈都会发现，怀孕时期扁平的乳头在哺乳期间由于宝宝的吮吸而突出了。

如果宝宝实在不会吮吸，妈妈可以使用负压吸奶器帮忙拉出乳头，也可以用吸奶器吸奶，用奶瓶喂给宝宝吃。

宝宝突然不肯吃奶是怎么回事

有的宝宝会在特定时期（以3~8个月多见）发生厌奶情况，即宝宝突然就不喜欢吃奶了，吃奶量急剧下降或者干脆不吃。宝宝也不觉得饿，也不会主动要吃的，每当妈妈要给宝宝喂奶，宝宝就转头避开，如果妈妈硬喂给宝宝，宝宝可能会哭闹。但是厌奶的时候，宝宝精神、身体都很正常，玩得也很开心。

宝宝发生厌奶的原因很多，有可能是前段时间吃得太多，有些积食了，肠胃负担过重，需要休息一段时间。不管是什么原因引起的，妈妈在宝宝不想吃奶时都不能强行喂宝宝，也不要总是设法让宝宝吃，甚至在他睡得迷糊时，往嘴里塞，这会让宝宝更反感，厌奶情绪更严重。妈妈可以多尝试一些方法，预防宝宝厌奶。

1. 换一下喂奶方式，如果宝宝是因为喂奶方式太单一而厌奶，这个方法就很有效。

2. 增加宝宝的运动量，帮助宝宝消化，消除积食，过不了几天，宝宝的食欲就会恢复正常。

3. 适当减少喂奶的次数，间隔时间长了，宝宝感到饥饿，就会吃一些。喂的时候，不要逼迫宝宝，以免增加宝宝对奶水的厌恶感。

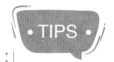

TIPS

宝宝厌奶期不会影响生长发育

宝宝厌奶一般不会持续太长时间，有的只几天就会恢复正常，有的则可能持续1~2个月。妈妈在这段时间，多调整喂养方法，就可以让宝宝顺利度过这段厌奶期。

此外，宝宝厌奶时，生长发育一般不会受到影响。如果宝宝在厌奶的同时出现了消瘦、体重减轻或者精神萎靡的情形，要警惕可能是某些疾病导致的，应该到医院查明原因，及时调理。

母乳不够时不急于混合喂养

宝宝满月后，即使母乳仍然较少，也不要急着加奶粉，妈妈可以继续采用适当的方法催奶，实现母乳喂养。

　　有的妈妈乳汁下来得晚，有的甚至到宝宝满2个月之后才突然多起来。因此，妈妈千万不要气馁，坚持让宝宝多吮吸，刺激乳房，并且适当调整饮食，合理休息，想办法让乳汁多起来。如果急着添加奶粉，宝宝吮吸母乳的机会自然减少，乳房少了刺激，乳汁很可能就真的不够宝宝吃了。如果出现以下情况时，就说明母乳不够吃。

　　1. 每次吃奶，宝宝总是吃不够的样子，吃到最后吮吸不出就会哭。

　　2. 宝宝睡眠时间较短，每次醒后都要吃，哺乳次数较多。

　　3. 观察宝宝的大小便，如果大便呈绿色，小便次数减少，就有可能是饥饿导致的。

　　4. 监测宝宝的体重，宝宝一段时间以来体重增加缓慢。

　　此时，就要及时添加奶粉，以免影响宝宝发育。

哺乳期妈妈的饮食

　　因分泌乳汁及哺育宝宝的需要，哺乳期妈妈需要的能量及营养多于一般女性，甚至多于孕妇。为了妈妈的健康和宝宝的生长发育，妈妈需保持全面均衡的营养。

营养和泌乳的关系

妈妈摄入的营养与乳汁分泌有关联，一定程度上会影响到乳汁分泌的质和量。

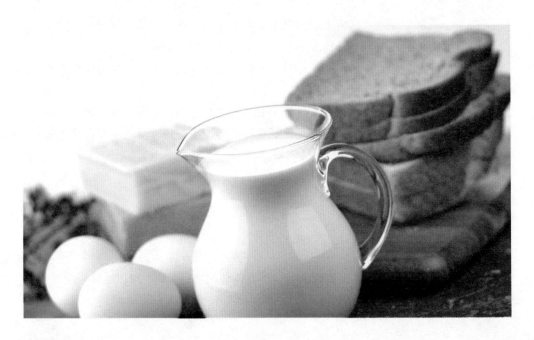

若妈妈营养摄入不足，则会动用体内的营养储备，以维持乳汁营养成分的稳定。长此以往，会影响母体健康。

如妈妈长期营养不良，则会影响乳汁中营养成分的稳定。

哺乳期妈妈需要补充哪些营养素

产后妈妈的乳汁分泌，需要随宝宝月龄的增大逐渐增多，也就是说哺乳期妈妈需要比孕前多吃些食物，需要补充的营养要能为恢复或维持母体健康提供物质基础。

蛋白质

母体内膳食蛋白质摄入量会影响乳汁蛋白质的含量。《中国居民膳食营养素参考摄入量》建议哺乳期妈妈在一般成年女性基础上每日应增加25克蛋白质。

矿物质

钙：为了保证母体钙平衡，应增加钙的摄入量。多吃富含钙的食品，例如牛奶、豆类及豆制品等。

铁：一般情况下，哺乳期妈妈仍需摄入含铁量较高的膳食来补充铁，目的是预防缺铁性贫血。

维生素

维生素A：哺乳期妈妈维生素A的摄入量可以影响乳汁中维生素A的含量，而乳汁中维生素A的多少，会影响到宝宝的生长发育和健康状况。因此，哺乳期妈妈要多吃含维生素A的食物，如动物肝脏、鱼肝油、蛋黄等。

维生素D：母乳中维生素D的含量很低。建议哺乳期妈妈和宝宝多进行户外活动，必要时可遵医嘱补充维生素D。

哺乳期妈妈宜多吃鱼、禽、蛋、瘦肉

动物性食物如鱼、禽、蛋、瘦肉等可提供丰富的优质蛋白质，哺乳期妈妈每天应多吃鱼、禽、蛋、瘦肉等食物。如果妈妈是素食者，可多食大豆类食品以补充优质蛋白质。

此外，为预防或改善缺铁性贫血，哺乳期妈妈也应多摄入一些动物肝脏、动物血、瘦肉等含铁丰富的食物。

哺乳期妈妈宜每天喝牛奶

让哺乳期妈妈坚持每天喝牛奶主要是为了获得更多的钙。钙是一种比较特殊的元素，人体容易缺乏。钙的消化吸收很容易受其他因素的影响，如草酸等。因此，虽然有些蔬菜中钙含量并不低，但草酸会影响人体对钙的吸收。而牛奶中的钙则完全不同，它所含有的多种营养素，对钙的吸收都有促进作用，因此牛奶中钙的吸收率比一般食物要高许多。

一般情况下，哺乳期妈妈钙的消耗量要比平时高很多，再加上消化吸收以及在人体转运过程中的损耗，妈妈每天都需要吃钙含量丰富的膳食。

所以，让哺乳期妈妈喝牛奶，就是为了让其能得到充足的钙。可以说，牛奶及各种奶制品是天然食物中钙的极佳来源。

哺乳期妈妈宜适量喝汤水

猪蹄汤、瘦肉汤、鲜鱼汤、鸡汤等含有丰富的营养，不仅有利于体力恢复，而且对新手妈妈来说是较好的营养品。

肉汤中含有较多的脂肪，妈妈摄入越多，乳汁中的脂肪含量也就越多。含有高脂肪的乳汁不易被宝宝吸收，往往会引起宝宝消化不良。因此，在熬制肉汤时，油不要过多，或者在熬制好后去除过多的油脂。

常规的去油方法有两种。一是烧开了，在沸腾的中心取汤；二是放凉了，油凝固了，再把油捞出来。不过你也可以在喝汤时直接用吸管，避免过多油脂的摄入就可以了。

食物种类宜多但不宜过量

哺乳期妈妈的饮食应注重荤素搭配，进食的品种越丰富，营养越均衡，对妈妈的身体恢复和乳汁分泌都有好处。除了明确对身体无益和吃后可能会引起过敏的食物外，荤素菜的品种应尽量丰富多样。

不过，哺乳期妈妈不能暴饮暴食，产后过量的饮食不仅会让妈妈体重增加、引起肥胖，还对妈妈的产后恢复没有半点儿好处。

哺乳期妈妈需要忌口吗

母乳喂养期间，可能有很多人告诉你，不能吃凉性水果，不能吃油腻食物，甚至做菜不能放酱油。有些说法有道理，有些则过于小心了。

其实，从营养学角度来说，妈妈不需限制饮食种类，肉类、水果、蔬菜都可以放心大胆地吃。不过，有些食物是不适合哺乳期妈妈食用的。

哺乳期妈妈饮食上需要注意的地方主要有以下几点：

1. 不能吃未完全煮透的半生食品。

2. 特别注意要远离烟酒。

3. 妈妈进食某些食物后，宝宝出现不适表现——湿疹、腹泻、便秘、肠胀气等，应停止食用此食物。

另外，哺乳期妈妈的饮食既要营养丰富，又不能过于油腻。哺乳期妈妈应该多吃些水果，如果是冬季，水果从室外拿进来时太凉，可以在温暖的室内多放一段时间再吃，以免刺激肠胃。哺乳期妈妈夏季吃冷饮也应有所控制。

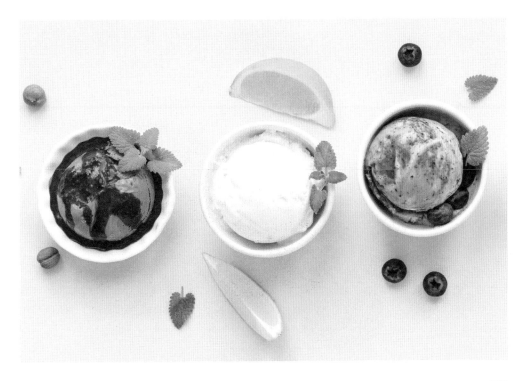

推荐食谱

◆ 当归红枣鸡

材料： 当归10克，红枣6枚，鸡腿肉60克

调料： 盐适量

做法：

1.先将鸡腿肉洗净，切块，放入开水中汆烫一下。

2.把当归、红枣、鸡腿肉一起放入炖锅中。

3.炖锅中加水适量，炖煮1小时，加盐调味即可。

◆ 山药红枣炖排骨

材料： 山药250克，红枣6枚，排骨250克，生姜2片

调料： 盐适量

做法：

1.山药去皮，切小块；排骨洗净，汆烫，去血水备用。

2.锅中加清水煮沸后，加入排骨、山药煮数分钟。

3.待其快煮好时，放入红枣、姜片及盐，再稍微煮一下即可。

◆ 花生红枣莲藕汤

材料： 猪骨200克，莲藕150克，花生50克，红枣10枚，生姜1块

调料： 盐适量

做法：

1.将花生洗净，猪骨砍成块，莲藕去皮切成片，红枣洗净，生姜切丝。

2.锅内烧水，待水开后，投入猪骨，用中火煮净血水，捞起用凉水冲洗干净。

3.取炖盅一个，加入猪骨、莲藕、花生、红枣、姜丝，加入适量清水，加盖，炖约2.5小时，调入盐即可食用。

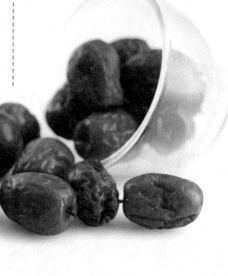

◆ 鲫鱼汤

材料：鲫鱼1条，葱2根，生姜少许

调料：白糖1小匙，胡椒粉少许，盐适量

做法：

1.鲫鱼去鳞洗净,用剪刀将鱼腹剖开，取净肠杂，冲去血污备用。

2.将生姜切成片状，葱切成葱花。

3.姜片置于布袋中。

4.将布袋与鲫鱼一起放入砂锅内，加水5碗，煲2小时。

5.加入盐、胡椒粉、白糖调味，撒上葱花即可。

◆ 莴苣猪肉粥

材料：莴苣30克，猪肉150克，粳米50克

调料：盐、酱油、香油各适量

做法：

1.莴苣去皮，用清水洗净，切成细丝，粳米淘洗干净。

2.猪肉洗净，切成末，放入碗内，加少许酱油、盐腌10~15分钟，待用。

3.锅置火上，加适量清水，放入粳米煮沸，加入猪肉末，改小火煮至米烂汁黏时，加入莴苣丝，放入盐、香油，搅匀，稍煮片刻即可食用。

◆ 乌鸡炖香菇

材料：乌鸡1只（约500克），干香菇50克，大葱、生姜片各适量

调料：料酒、食盐各适量

做法：

1.乌鸡宰杀后，去毛，去内脏及爪，汆水洗净；干香菇泡发、洗净。

2.砂锅内添入清水，加生姜片煮沸，放入乌鸡，加料酒、大葱、香菇，用小火炖煮至酥烂。

3.加盐调味后煮沸3分钟即可起锅。

◆ 猪肝豆腐汤

材料：猪肝100克，豆腐250克，葱花1小匙，姜2片

调料：盐少许

做法：

1.猪肝用清水漂洗多遍后浸泡，切成薄片；将豆腐切厚片。

2.将豆腐放入锅内，加适量水及盐、葱、姜，以小火煮沸。

3.放入猪肝，用大火煮沸即成。

◆ 洋葱番茄炖肉

材料：洋葱1个，番茄1个，五花肉200克

调料：番茄酱2大匙，盐1小匙

做法：

1.将洋葱切半，剥去外膜，洗净后切成块状。

2.五花肉、番茄洗净后切成块状。

3.将洋葱、番茄、五花肉及调料放入锅内，加水2碗，大火煮开后转小火煮约25分钟即可。

配方奶喂养要点

喂完奶后应立即清洗奶瓶

妈妈每次给宝宝喂完奶都要立即将奶瓶清洗干净。奶是细菌的培养基，如果让吃剩的奶长时间地留在奶瓶里，就容易滋生细菌。

清洗奶瓶要彻底，除了奶瓶内部，瓶颈和螺旋处也要仔细清洗。清洗奶嘴时要先把奶嘴翻过来，用奶嘴刷仔细刷干净。如果奶嘴上有凝固的奶渍，则可以先用热水泡一会儿，待奶渍变软后再用奶嘴刷刷掉。靠近奶嘴孔的地方比较薄，清洗时动作要轻，注意不要让其裂开。

奶瓶清洗后，不要放在桌子上晾干，也不可以用纸巾或者抹布擦拭，应该放在干净的纱布上晾干。

奶瓶和奶嘴没必要每次都消毒

奶瓶消毒往往是新手妈妈最重视的，但往往适得其反。有的妈妈特别细心用心，宝宝使用的食具、玩具等都会一遍又一遍地消毒，生怕宝宝接触细菌。殊不知"无菌宝宝"难以建立起完备的免疫系统，反而容易生病。比如鹅口疮在1岁内的宝宝中比较常见，引起鹅口疮的白念珠菌通常情况下不致病，但是否发病取决于宝宝口腔内的菌群状况。由于奶瓶的过度清洁，有时候可能会影响口腔菌群原先的平衡，让白念珠菌的生长占上风，进而引发鹅口疮。

奶粉开封后要尽快喝完

奶粉不开封能储存较长时间，一旦开封就容易变质，因为配方奶粉营养丰富，储存不当，容易有虫害和滋生细菌。所以，奶粉开封后要尽快喝完。通常奶粉罐上都标注有生产日期，奶粉开启后28天内用完，如果超过28天就不建议给宝宝食用了。实际上，奶粉打开后受气候、温差，还有环境的影响，奶粉的受潮程度是不同的。受潮严重的奶粉，容易滋生细菌、变质，因此，不建议将受潮严重的奶粉给宝宝食用。

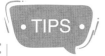

变质的奶粉不能食用

正常的奶粉应是松散、柔软、无结团的。奶粉的存放环境若是较为潮湿，则容易出现结团现象。奶粉若受潮结团，但尚未变色变味，手一捏就碎，要尽快吃掉；如果有比较硬实的结团，且颜色已变深，还伴有异味时，说明奶粉已经变质了，不能再给宝宝食用了。

已开封的奶粉如何保存

已开封的奶粉保存方法如下：

1.当奶粉罐被打开，请储存在阴凉、干燥的地方。不要把奶粉放冰箱保存，冰箱里的湿度太高，奶粉容易吸收大量水分而结团；也不能放在阳台、橱柜或者灶台边，这些地方温度高，容易使奶粉中的部分营养成分发生变化，引起变质。奶粉最好放在阴凉干燥通风处。

2.罐装奶粉每次开罐使用后务必盖紧塑料盖。如果每次取完把铁罐盖好、倒置，奶粉会把盖口封住，能保存很长时间。

3.袋装奶粉每次使用后要扎紧袋口，常温保存。为便于保存和取用，袋装奶粉开封后，最好存放于洁净的奶粉罐内，奶粉罐使用前用清洁、干燥的棉巾擦拭，勿用水洗，以免生锈。如果使用玻璃容器盛装，最好是有色玻璃。因为奶粉要避光保存，光线会破坏奶粉中的营养成分。

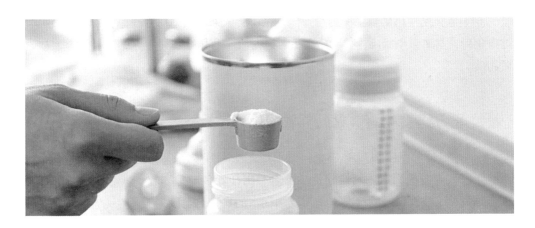

奶粉不宜频繁更换

奶粉之间看上去大同小异，但实际配方还是有较大区别的，只要更换，对宝宝来说就是新食物。宝宝的消化系统还没有发育好，适应新奶粉需要较长的时间，而且有些能适应，有些不能适应，即使都能适应也是需要一个过程的。因此妈妈不要频繁给宝宝更换奶粉。

不要听说别人家的宝宝用什么奶粉好，吃了后生长快，或者在购买奶粉时听推销员推销，就急切地想给宝宝换掉奶粉。宝宝之间存在个体差异，适合别人家的不一定适合自己家，而那些添加的营养素也未必就是宝宝所需要的，所以无须太过热衷于别人的说法。

宝宝在吃了一种奶粉之后，父母可以观察他的反应，只要没有腹泻、便秘，口气清新，眼屎少，无皮疹，而且睡眠、食欲都正常，体重在平稳增加，就说明奶粉适合宝宝，无须更换。

宝宝在使用一种新奶粉后，如果出现不适，不用马上更换，再观察几天，如果一个星期后仍不能适应，就要更换。

使用温开水冲泡奶粉

最适合用来冲泡奶粉的水就是烧开后的自来水，将水放凉至奶粉罐上标示的适宜冲泡奶粉的温度，或者用已经放凉的开水兑刚烧开的水至合适温度。不建议长期使用矿泉水冲奶粉。因为矿泉水中矿物质含量多，如果长期用来冲奶粉给宝宝喝，可能会增加宝宝肾脏负担。

当然，偶尔用矿泉水给宝宝冲泡奶粉没有问题，但不宜长时间用矿泉水冲奶粉。

与不能长期使用矿泉水冲奶粉一样，也不能长期使用纯净水冲泡奶粉，纯净水经过净化后，与矿泉水相反，矿物质太少了，对宝宝身体也不是很好，容易让宝宝缺乏矿物质。

纯配方奶喂养的宝宝怎样补水

6个月以后的宝宝可以喂些水，至于每天给宝宝喂多少水合适，需根据宝宝的月龄、气候等情况而定。气候较炎热，宝宝出汗较多或冬季较干燥时，或在宝宝发热、尿黄、呕吐及腹泻的情况下，需增加喝水的次数。

此外，还应注意在以下时候给宝宝喝水：

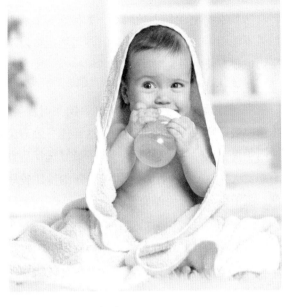

1.长时间玩耍以后。宝宝在经过长时间的玩耍以后，通常都会觉得口渴，这个时候妈妈应该给宝宝喂一些水。特别是月龄大的宝宝，运动量比较大，流失的水分也就更多。

2.外出时。尤其在干燥炎热的季节，外出很容易流汗，所以妈妈应该随身准备一些水，在宝宝口渴的时候及时给他喂水。

3.大哭以后。哭泣可是一项全身运动，宝宝经历了长时间的激烈哭泣以后，不仅会流很多眼泪，还会出汗，所以需补水。

4.洗完澡以后。洗澡对宝宝来说也是一种运动，会出汗。所以洗完澡以后应该给宝宝喂一些水。

职场妈妈上班后怎样母乳喂养

许多妈妈在宝宝4个月或6个月以后，产假期满就得回单位上班了。这时妈妈就不便按时给宝宝喂母乳了。但是，由于这个时期宝宝体内从母体中带来的一些抗体正在不断被消耗、减少，若过早中断母乳喂养会导致宝宝抵抗力下降、消化功能紊乱，影响宝宝的生长发育。所以，妈妈还是应该继续喂母乳。

其实，妈妈上班后要继续母乳喂养并不难，只要将母乳挤出，收集起来，并好好保存，按时喂给宝宝即可，而且可以一直坚持到断奶。

职场妈妈实现母乳喂养的必备用品有哪些

母乳挤出、收集、保存都需要工具，妈妈可以在市面上购买到吸奶器、收集乳汁的瓶子或奶袋等。

吸奶器

吸奶器有电动和手动两种，如何选择要看上班后挤奶的场所是否有插电的地方。如果不能用电，就买一个手动的。当然也可以不借助吸奶器，手法熟练后，自己用手挤奶也很方便，只是时间耗费多一些。

瓶子或奶袋

瓶子或奶袋的密封性都很好，购买时需要考虑的是公司是否有冰箱，如果没有冰箱，最好购买能保温的奶袋，这样能有效避免乳汁变质。如果有冰箱，乳汁直接装在瓶子里，放冰箱保存即可。瓶子最好选择适宜冷冻的、密封良好的塑料制品。瓶子不需要太大，一般一个瓶子里放一顿的量比较好。因为奶在取出加热后不能再重新冷藏，瓶子小可以避免浪费。

便利贴

挤出的乳汁装在容器里之后，要贴一个标签，在上面标明挤出的时间，这样在保存、食用时可以明确判断有没有过期，有助于实现先挤出的先喂食的原则。

提前让宝宝适应妈妈上班后的生活

妈妈在上班前的半个月，就应该开始让宝宝提前适应妈妈上班后的生活，除了让他适应、熟悉将要照顾他的人，更主要的是让他适应妈妈上班以后的饮食模式。

首先，按照上班以后的方式喂奶。在妈妈正常上班前和下班后的时间里哺乳，其他时间是妈妈将来正常的上班时间，不要喂奶，妈妈到时间就把乳汁挤出来，放在奶瓶里喂食。

其次，乳汁挤到奶瓶里后，妈妈可以把奶瓶交给将要照顾宝宝的人喂食，让宝宝和照顾他的人互相适应、了解。

让宝宝适应用奶瓶喝奶

妈妈如果去上班，宝宝就必须使用奶瓶来喝奶，所以妈妈应早些让宝宝适应奶瓶，否则妈妈上班后，宝宝可能会挨饿。

让宝宝完全用瓶子喝奶之前，应该给他创造一个充足的适应变化的过程。可以在每次喂奶之前或喂奶快结束的时候，让他吮吸一下人工的奶嘴，体会一下有什么不同，因为这完全是两种不同的喝奶方式。但是太早使用奶瓶，宝宝很可能会不适应。要在宝宝出生2个月左右开始让他练习使用奶瓶，否则之后他可能会很难接受用奶瓶吃奶。

此外，刚开始使用奶瓶的时候，宝宝可能很不喜欢，这时妈妈不要心软，又给宝宝吃乳头。妈妈可以选择一个比较接近人类乳头的仿真奶嘴。仿真奶嘴用硅胶制成，无味，口感也更柔软。另外，如果奶嘴较硬，使用之前可以用温水泡一下。

练习使用吸奶器

妈妈需在返回工作岗位前3~4周时开始使用吸奶器，这样，可以有充分的时间熟悉这种工具。用吸奶器吸奶的所需时间一般为每侧乳房至少10分钟，每次吸奶时间基本要和每次母乳喂养的时间相同。妈妈可将这个时间安排好。

吸奶器使用方法：

1. 在吸奶前，用熏蒸过的毛巾温暖乳房，并对乳晕进行按摩，使乳腺充分扩张。

2. 按照符合自身情况的吸力，进行吸奶。

3. 吸奶的整个过程控制在20~30分钟。

4. 在乳房和乳头有疼痛感的时候，停止吸奶。

吸奶器应每天彻底清洗和消毒

如果妈妈要将吸出的乳汁储存起来，那么一定要将吸奶器的所有配件清洗干净并消毒，否则乳汁易变质且不易储存。

清洗的方法是：

1. 卸下所有零件，包括喇叭主体、喇叭盖、奶嘴盖、螺旋盖、密封盖、储奶瓶、奶瓶底座、鸭嘴阀、花瓣按摩垫、奶嘴、手柄。

2. 用清水冲刷一次。

3. 用适量清洁剂清洗一次，内外都用不同刷子仔细清洗。

4. 清洁后建议使用蒸汽消毒的方式进行全面的消毒，这种消毒方式最为安全有效。

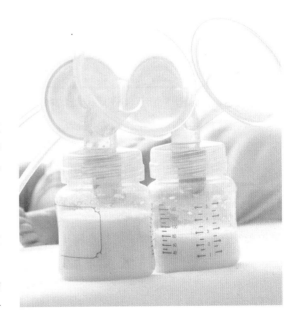

注意，无须每次使用后都进行消毒。过度消毒易造成配件过早老化，缩减吸奶器的使用寿命。建议每天彻底清洗一次乳渍及蒸汽消毒一次即可。但妈妈要注意一定按说明书上的要求进行操作，因为吸奶器的部分零件是不可以用高温消毒的。

多长时间挤一次奶合适

如果妈妈希望宝宝完全吃母乳，或宝宝对奶粉过敏，可上班时携带奶瓶，收集母乳，利用工作休息时间及午餐时间挤奶。

挤奶可以用手挤也可以用吸奶器吸，妈妈可视情况选择。最初挤几下可能奶不下来，多重复几次奶就会下来。另外，每次挤奶的时间以20～30分钟为宜，双侧乳房轮流进行。一侧乳房先挤5分钟，再挤另一侧乳房，这样交替挤下来的奶会多一些。如果奶水不是太多，挤奶时间应适当延长一些。妈妈挤奶的时间尽量固定，建议每3个小时左右挤奶一次，每天可在同一时间挤奶，这样到了特定的时间就会下奶。

妈妈要学会手工挤奶

虽然现在很多妈妈为了省时省力会选择使用吸奶器吸奶，但吸奶器较机械，在乳房充盈时容易使用，反之，在乳房较软时，则较难使用，而且不易消毒，比不上用手挤奶好。所以，妈妈要学会手工挤奶。

手工挤奶的方法：挤奶前，妈妈首先要用肥皂把双手洗干净，取坐位或立位均可。拇指放在乳晕上方，距乳头后方2.5～4厘米处，食指平贴在乳晕的下方，与拇指相对，其他手指托住乳房。挤时让拇指和食指向胸部方向轻轻压，注意挤压时保持节奏并放松，然后手围着乳晕方向转动，但不可在皮肤上滑动。注意，手指不要触及乳头，更不能挤乳头。

为了挤出足够的奶，挤奶的时间一定要充分，应以20～30分钟为宜。

此外，还有一个省力的挤奶方法：在乳房胀满的时候用吸奶器吸两下然后停住，奶就会不停地往外流，等一会儿感觉吸得差不多了，再用手挤，还能再挤出很多。这样既省力气，又能把乳房中的奶水挤干净，并且乳房也不会感觉很痛。

怎样收集母乳

挤好的奶如果不及时喂给宝宝，应放冰箱保存。如果在公司挤奶，可先将挤好的奶放在能保温的储奶袋中保存，里面用保鲜袋放上冰块，或放在公司的冰箱中。下班后携带储奶袋仍要保持低温，到家后立即放入冰箱。收集母乳要注意以下几点：

1.挤出的母乳要用干净的容器收集。如消毒过的奶瓶、储奶袋。

2.储存母乳时，每次另用一个容器。冷藏奶尽量不与冷冻室的奶加在一起，否则已冷冻的奶会被新加入的奶解冻。

3.给装母乳的容器留点儿空隙。不要装得太满或把盖子盖得很紧，以防母乳冷冻结冰而胀破容器。用储奶袋时最好套两层以免破裂，做法是挤出空气，并留有一定的空隙（不要装满），然后放在圆筒形的容器内，冷冻结冰时成形（如欲长期存放母乳，最好不要用储奶袋装）。

4.妈妈最好按每次给宝宝喂奶的量，把母乳分成若干小份来存放（容量为60～120毫升），并分别贴上标签，记上日期，以便给宝宝合理喂食。

怎样保存母乳

挤出的新鲜母乳在25℃的室温下可保存4小时；在0～4℃的冷藏室可以保存8天；在独立冷冻室可以保存3个月。

新鲜的母乳，如果1小时内吃不完，就应该冷藏；如果48小时内都吃不完，则应该冷冻。如果48小时内可以吃完，尽量不冷冻，冷藏即可，冷藏的奶比冷冻奶保留了更完整的营养。另外，母乳应尽量往冰箱深处放，不要放在靠近冰箱门的地方，以维持母乳温度的稳定。

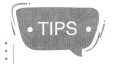

TIPS

母乳不要保存太长时间

任何食物冷冻得越久，营养价值受到的影响越大。虽然母乳放在冷冻室内可保持较长时间不变质，但太长时间的冷冻会降低母乳的营养价值。

怎样解冻母乳

加热母乳要引起重视，如果方法不对就会破坏里面的营养成分。

加热冷藏（冻）母乳的两种方法：

1.隔水烫热法。如果是冷藏母乳，可以把母乳容器放进温热的水里浸泡，使母乳吸收水里的热量而变得温热。浸泡时，要时不时地晃动容器使母乳受热均匀。如果是冷冻母乳的话，要先泡在冷水里解冻，然后再像冷藏母乳一样烫热。

2.温奶器加热。把温奶器的温度设定在45℃左右，隔水加热母乳。这样更容易控制温度。不要用高温的水加热，高温同样会破坏营养。

冰箱里的母乳，每次喂食宝宝之前，妈妈都应该闻一下，看看有无变味，以此增加母乳的安全系数。

此外，从冷冻室放入冷藏室解冻的母乳，不能再次冷冻，应该尽快吃完，吃不完就倒掉。从冷藏室取出并且已经加温的母乳，如果吃不完也不能再次放入冷藏室，需要丢弃。

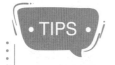

冷冻母乳的颜色变化

母乳从冰箱里拿出来的时候，看上去上层比较黄，下层比较清，这是发生了油脂分离，是正常现象，只要轻轻摇匀即可。

添加辅食前要了解这些知识

母乳含有丰富的营养，是宝宝的最佳食品，但随着宝宝日渐长大，需要的营养越来越多，光靠吃母乳是不够的。一方面，因为宝宝胃容量增大，可能难以一次摄入满足生长发育的母乳；另一方面，即使妈妈母乳充足，因产后6个月母乳的成分发生变化，如蛋白质的比例降低，这就需要宝宝从其他食物中摄入能满足身体发育的营养，所以妈妈应该在必要的时候给宝宝添加辅食。

人工喂养的宝宝同样需要在适当的时候添加辅食，若不添加辅食，可致宝宝体重减轻，发生各种营养缺乏症，甚至影响宝宝的智力发育。

添加辅食的时间因人而异

过去认为在宝宝4～6个月时可开始添加辅食，现在新的观点偏向于在宝宝6个月以后再加辅食。世界卫生组织建议在宝宝满6个月时开始添加辅食。

但每个宝宝都是不一样的个体，妈妈需根据宝宝的生长发育阶段、神经系统以及吞咽能力等的发育综合考虑，建议妈妈无须追究到底何时给宝宝添加辅食好，若宝宝出现可以吃辅食的信号，就可以尝试让宝宝吃点儿辅食。

宝宝接受辅食的信号

当宝宝可以接受辅食时，往往会通过身体给出一些明确的信号，妈妈可以根据这些信号来确定是否应该给宝宝添加辅食。

体重、身体发育是否达标

是否给宝宝添加辅食要考虑到宝宝的体重、身体发育等情况。一般来说，增加辅食时宝宝体重需要达到6.5千克。

宝宝对吃的东西感兴趣

如别人在宝宝旁边吃饭时，他会感兴趣，还会来抓勺子、抢筷子。如果宝宝将手或玩具往嘴里塞，也可能说明他对吃饭有了兴趣。这时妈妈就可以开始学习如何给宝宝做辅食了。

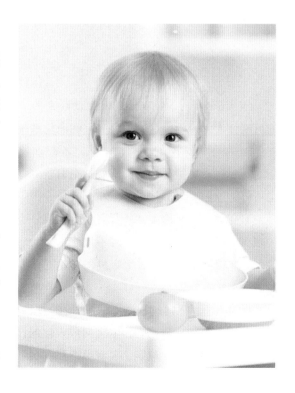

宝宝能够控制头部和上半身

当宝宝能控制头部和上半身，能够扶着或靠着坐，胸能挺起来，头能竖起来，可以通过转头、前倾、后仰等动作来表示想吃或不想吃，这样就可以考虑为宝宝添加辅食了。

宝宝容易饿

比如说宝宝原来能一夜睡到天

亮，现在却经常半夜哭闹，或者睡眠时间越来越短。每天喂养次数和量增加，但宝宝仍处于饥饿状态，一会儿就哭，一会儿就想吃。

宝宝不再将食物吐出来

很多父母都发现刚给宝宝喂辅食时，他常常把刚喂进嘴里的东西吐出来，认为是宝宝不爱吃。其实宝宝这种伸舌头的表现是一种本能的自我保护，称为"挺舌反射"，说明喂辅食还不到时候。

宝宝满 4 个月之前不要添加辅食

有的家长比较性急，宝宝还不到4个月就会给宝宝吃除奶以外的其他食物，可能是果汁，可能是糊糊，认为宝宝吞得下去就行。其实，这是不可取的。过早给宝宝添加辅食，可能给宝宝的身体健康带来不利的影响，由于月龄较小的宝宝消化系统发育还不成熟，适应力也较差，过早地添加辅食可能会伤害到宝宝的消化系统，造成宝宝过敏，危害宝宝的身体健康。另外，宝宝的胃容量很小，过早加辅食，辅食的量上不去，奶量摄入却不足了，特别容易导致营养不良。

所以，建议在4个月之前，妈妈不要给宝宝添加辅食，最好坚定地纯母乳喂养。

添加辅食不应太晚

宝宝6个月时消化功能的发育逐渐完善，能消化更多种类的食物，辅食引起过敏的可能性大大降低，这就是说宝宝的消化系统已经做好准备，可以接受辅食了。

有的妈妈在宝宝6个月的时候还不想加辅食，可能是因为母乳还很充沛，宝宝还能吃饱，也有可能是认为配方奶粉更有营养，要让宝宝多吃点儿。但是，太晚加辅食也不好，原因有以下几点：

1.宝宝一天天长大，他所需的营养成分也越来越多，如果长期只靠母乳或配方奶粉喂养，可能会造成宝宝营养不良。

2.加辅食不仅能满足宝宝更多样化的营养需求，同时还可以锻炼宝宝咀嚼和吞咽能力。宝宝吃奶时，动作较单一，主要靠吮吸，而成人吃饭的主要动作是咀嚼，需要上下颌互相配合磨碎食物。这些磨碎的食物比奶要粗糙很多，吞咽难度要比吃奶的难度大得多，加辅食也是为宝宝向成人化的饮食模式过渡做好准备。如果此时不加辅食，到了必须吃饭的时候，宝宝咀嚼和吞咽可能就会遇到困难，需要从头训练。

3.6个月大的宝宝对大人的饮食很感兴趣，此时对宝宝来说是个敏感期，加辅食很容易被宝宝接受。如果错过这个敏感期，宝宝可能对辅食就没那么感兴趣了，再加辅食可能就没那么容易了。

应该从单一辅食开始添加

给宝宝添加辅食时，有的妈妈似乎比较心急，什么都想给宝宝尝一尝，各种糊糊，各种蔬菜水果，鱼啊肉啊虾啊，不但买了很多罐装泥，还专门买了电动的辅食机。后来宝宝突然就开始长湿疹，突然就腹泻，这些症状其实和不科学地添加辅食是有关系的。

妈妈在给宝宝添加辅食时要考虑两个问题：

第一，过敏的问题。这点可以先了解一下家族史，看看家里有没有过敏体质的人，如果有就需要格外当心，如果没有也要当心。

第二，辅食是否耐受的问题。所谓耐受就是宝宝能够完全消化这种食物了，不耐受就是某种辅食添加过早，宝宝吃了这种食物出现不适的现象，需要停止或过段时间再添加。

添加新的辅食种类时必须一种一种逐个添加，每次只加一种。加了一种新的辅食之后观察3天，看看宝宝的情况，如观察大便的变化，等大便完全没有变化的时候再添加另一种。一旦发现宝宝有过敏或者不耐受现象就马上停止，这样能够很好地区分宝宝可以吃和不可以吃的食物。对于过敏体质的宝宝需要有一张食谱，妈妈应该时刻记录宝宝每天吃的东西，一旦出现过敏就可以很容易地追溯到宝宝是因为吃了哪种食物过敏。一旦宝宝对这种食物过敏，就要等到宝宝10个月的时候再尝试，如果那时还是过敏，就要等到宝宝1岁之后再尝试。

辅食添加，要从少到多

婴儿胃肠功能比较弱，妈妈给宝宝添加辅食时一定要从少量开始。开始时只喂宝宝少量的新食物，等确定宝宝的胃肠能适应后，再逐渐加量。如蛋黄，开始时喂1/4个，如果宝宝消化吸收好，没有腹泻、便秘、出疹等不良反应，便可慢慢增加，如一周后添加半个蛋黄，两周后添加一整个蛋黄。如果宝宝吸收较差，有轻微不良反应，妈妈需再放慢添加的进度。

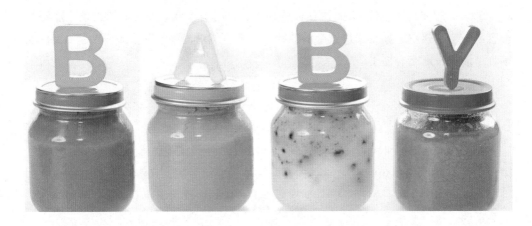

有时候宝宝可能特别喜欢吃某一种辅食，如有的宝宝初次吃香蕉便很喜欢，妈妈千万不能看着宝宝爱吃就多喂，一定要控制好量。否则一时疏忽，可能让宝宝的胃肠受罪。

添加辅食要从稀到稠、由细到粗

婴儿的消化能力、吞咽能力较弱，妈妈给宝宝添加辅食时一定要从稀到稠、由细到粗。不要一开始就给宝宝吃米粥、水果丁或肉末，无论是宝宝的喉咙还是胃肠，都不能耐受这些颗粒粗大的食物，严重的还会引起食物卡喉，引发意外。

妈妈给宝宝添加辅食时应按照以下顺序进行：汤汁、稀泥、稠泥、糜状、碎末、稍大的软颗粒、稍硬的颗粒、块状。比如从添了奶或汤汁的土豆泥，到纯土豆泥，再到碎烂的小土豆块的过渡。

宝宝最开始添加的辅食可以是婴儿米粉，妈妈可用母乳、配方奶、米汤或水将婴儿米粉调成稀糊来喂宝宝，确认宝宝能够顺利吞咽、不呛不噎、不吐不呕后，再由含水分多的流质或半流质食物渐渐过渡到泥糊状食物。

宝宝消化不良时不要添加新的食物

婴儿阶段，宝宝消化器官尚未发育完善，消化能力较差，饮食喂养不当容易引起消化不良。添加辅食后很容易出现消化不良的症状，特别是一次添加多种辅食易引起宝宝消化器官不能适应，从而造成消化不良、大便异常等。宝宝消化不良时只要调节好饮食即可。因此，当妈妈给宝宝添加辅食后发现宝宝出现消化不良的症状时，应放慢辅食添加的速度，不要急于添加新的食物，让宝宝慢慢适应已经添加的食物后，再添加新的食物。

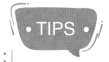

宝宝添加辅食后大便有变化

给宝宝添加辅食后，其大便会根据摄入的食物而出现一些变化。比如：吃番茄，大便可能会发红；吃绿叶蔬菜，大便可能会发绿；吃动物肝脏，大便可能呈墨绿色或者深褐色。大便的性状也与食物有关，吃较多肉类或高钙食物时大便可能会很干，吃凉寒食物时可能会拉稀便。总之，宝宝大便不再像纯母乳期那样恒定。妈妈要考虑到这一点，不要因为大便的改变而盲目带宝宝去医院。还有的宝宝会出现便秘，这个可能是因为饮食结构发生变化造成的，妈妈可以通过更改饮食结构来帮助宝宝建立良好的排便习惯。

食材要应季、新鲜

宝宝从母乳过渡到固体食物的过程是非常关键的。在宝宝开始吃辅食后，妈妈要合理地选择辅食食材，稍有不慎，就会对宝宝脆弱的胃肠造成严重的影响。

应该选择应季的、新鲜的蔬果

1.不要给宝宝吃反季节蔬果，反季节蔬果可能使用了很多催熟剂，对宝宝的健康不利。

2.宝宝辅食所需量少，最好当天买当天吃。腐烂变质的蔬果坚决不能给宝宝吃，即使是将腐烂的部分去掉，也不可以。

3.蔬菜类应选择农药污染少的，如菠菜、大白菜、空心菜、豌豆等，需要注意的是，有些人吃豌豆容易过敏，给宝宝这类的食物时应考虑到家族遗传史，且最好等宝宝大些再添加这类食物。

4.水果类应选择比较容易处理的，不易引起宝宝过敏的，如苹果、木瓜、香蕉等。

5.刚加辅食时最好不选择葱、姜、大蒜、香菜、洋葱等味道过于刺激的蔬菜，即使是作为配料也不可以，它们对宝宝胃肠道的刺激较大，严重的话会致胃肠道黏膜的损伤。

鱼虾最好是鲜活的

鱼虾尽可能买鲜活的。如果条件有限，只能买冷冻的食材，那么每次只取适量的食材进行解冻、烹饪，避免将已经解冻的食材再次放入冰箱冷冻室。

野菜最好不要选

不要以为野菜就是营养天然、无公害的。从野外采摘的野菜、蘑菇等都是危险的食物，其中很可能含有农药、污染物、毒素等，给宝宝做辅食很不安全。

辅食添加初期，这些食材不要选

有些食材在宝宝添加辅食初期，最好避免选用，如：

1.宝宝1岁之前不要食用蜂蜜，因为蜂蜜在酿造、运输与储存过程中都可能受到肉毒杆菌污染，容易引起食物中毒。

2.豆腐营养丰富，口感柔软，很多妈妈认为这是做辅食的最佳食物，其实不是。豆类中大都含有容易引起过敏反应的物质，最早也要在宝宝7个月才能食用。如果是有过敏症的宝宝，最好在1岁后开始尝试食用。

3.海鲜类含有丰富的蛋白质，而且所含的营养物质非常适合宝宝身体发育。但海鲜类容易引发宝宝过敏，因此建议宝宝在1岁以后再少量进食海产品。

4.水果中含有宝宝正常生长发育所需要的维生素，是非常适合作为辅食的。不过，一些容易引起过敏的水果，最好都不要给宝宝吃，比如杧果、菠萝、水蜜桃、猕猴桃等。

5.由于宝宝的消化道黏膜屏障发育尚不完全，而蛋清中的蛋白质分子较小，有时能通过肠壁黏膜直接进入宝宝血液中，引起宝宝的过敏反应，导致湿疹、荨麻疹等。建议在宝宝1岁后再添加蛋清。

给宝宝做辅食，注意 5 个要点

为了保证宝宝能吃到安全卫生的辅食，妈妈在给宝宝制作辅食时应注意以下几个要点：

制作时妈妈要清洗手部

制作前要用香皂或洗手液把手洗干净；妈妈不能留长指甲，以防细菌藏在指甲缝内污染食材；患传染病或手部发炎时，可以让家里其他人帮忙做，也可以让宝宝吃罐装辅食。

食材要清洗干净

叶类蔬菜应先用水把表面的泥污洗掉，再用清水浸泡10～20分钟；十字花科蔬菜、草莓等不易清洗的蔬果可在清水中放些盐；对于根茎类蔬菜及带皮的瓜果尽量削皮吃。此外，为了保存食物中的营养成分，食材应该先洗后切。

避免交叉感染，生熟一定要分开

做辅食用的器具，如盆、盘、桶、刀、菜板等，最好标上生、熟标识，严防交叉使用，切忌将烹调后的熟食盛放在原来盛生食的容器内。

工具用前要用开水烫

用来制作和盛放食物的各种工具要提前洗净并用开水烫。

辅食烹调和保存

控制食物温度：一定要确保食物内外都已经充分地高温加热；汤类辅食凉了后要再度加热，使其沸腾后，放置到合适温度，才能给宝宝喝。

充分煮透：面条从里到外一定要煮软；鸡蛋要煮到蛋黄、蛋白都变成固态；肉要煮到中间没有粉红色。

现做现吃：辅食最好现做现吃，这样不但味道好、口感好、营养好，还安全卫生。如果宝宝一次吃不完，尽量不留到下顿接着吃，因为制作好的辅食接触过宝宝嘴巴或羹匙上的唾液后会滋生细菌。

1岁以内的宝宝辅食不要加盐

研究表明，7～12个月的宝宝每天需要的盐，母乳或配方奶基本可以满足，即使宝宝满1岁了，在3岁以前每天的盐量也要严格控制。所以宝宝的饮食应该低盐，1岁以前最好无盐。如果盐添加太多，宝宝稚嫩的消化系统和肾脏的负担都会加重，对宝宝健康不利。另外，宝宝习惯了咸味，味觉可能会加重，不喜欢清淡饮食，从而导致宝宝偏食、挑食。

妈妈将辅食做熟了以后，直接加工成适合宝宝吃的泥糊、小块等就可以了。其实妈妈不用担心宝宝吃得没味道，不喜欢吃，因为宝宝的味觉很灵敏，食材的原味就足以让他感到新奇，即使是在大人嘴里没滋没味的菜汤，宝宝也会喝得津津有味。

谷物类辅食怎样做

妈妈给宝宝添加的第一种辅食可以是谷物类辅食，因为谷物致敏性较低，也更容易消化。谷物主要是白面和大米。吃大米类辅食，添加的顺序是米汤、米粉、米糊、稀粥、稠粥、软饭。用白面给宝宝做辅食，添加的顺序是水泡馒头、烂面条、面片、疙瘩汤、饼干、面包、馒头、饼。米和面比起来，要先加米后加面。

馒头、饼干、面包等泡水给宝宝吃是最简单的，开始吃的时候，泡软之后还要用勺子将所有的颗粒都碾碎，再搅成糊状。宝宝再长大点儿，只要泡软就可以喂了。

用大米做辅食，可以购买一个粉碎机，把大米磨成米粉，加水煮给宝宝吃，建议宝宝8个月龄后再添加自制米粉。可以直接给宝宝吃市售婴儿米粉。随着宝宝消化吸收能力越来越强，妈妈可以给宝宝做各种粥，之后宝宝还可吃各种软米饭等。

需要注意的是，根据宝宝的牙齿发育情况和月龄大小，妈妈可以适当改变食材的大小，不要一味给宝宝吃过于软烂的食物，否则宝宝咀嚼能力和吞咽能力的锻炼就会受到影响。

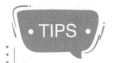

制作软米饭的技巧

给宝宝做软米饭有个好方法，就是在给大人做饭的时候，大米放到电饭煲里之后，中间挖个小坑，使中间低于周边。这样这里的水就多一些，等米饭煮熟之后，这个小坑里的米饭很软，最适合宝宝吃。

蔬菜类辅食怎样做

宝宝吃蔬菜类辅食的添加顺序是蔬菜汁、菜汤、菜泥、炒碎菜、正常炒菜。

蔬菜汁可以用榨汁机打碎，再将渣滓过滤掉，比较适合做蔬菜汁的是各种绿叶蔬菜。选用的蔬菜应尽量新鲜，根茎类蔬菜应先洗后切。做蔬菜泥可以先把蔬菜蒸熟，然后用研磨器磨成泥，按照宝宝的咀嚼能力加适量的水搅成泥糊状就可以。适合做蔬菜泥的有土豆、番茄、南瓜等。加工番茄时，先把番茄放在滚开水里泡一会儿，这样能轻松地把整块皮剥下来，之后加工成泥就容易了。

前期处理食材的时候，妈妈可以根据宝宝嘴的大小适当地调整蔬菜块的大小，尽量满足宝宝一口能吃下一片木耳或是一段芹菜。

水果类辅食怎样做

宝宝吃水果类辅食，添加顺序是水果泥、水果片、水果块、整个水果。

给月龄较小的宝宝吃水果时，一定要把水果煮熟或碾磨成碎末状再食用。水果泥有个比较好的做法，就是把水果去皮后，用勺子直接在水果面上刮，就能取得很细腻的泥状水果了。等宝宝能吃固体食物了，就可以切水果片、水果块，让宝宝拿着吃了。

另外，蔬菜和水果比起来，应该先加蔬菜，因为水果比较香甜，宝宝如果先接触水果，可能会不喜欢味道相对清淡的蔬菜。

动物性辅食怎样做

宝宝吃动物性辅食，最早添加的如果是鸡蛋，宝宝只能吃蛋黄，不能吃蛋白，因为蛋白容易引起过敏，要等宝宝1岁以后再加，其次可以吃各种肉类。鱼和虾也是容易引起过敏的食物，要在宝宝适应肉类以后加。

加蛋黄的时候，可以先把鸡蛋煮熟，取出1/4的蛋黄，再加适量水，用勺子和碗配合碾成泥状，就可以喂食了。开始添加肉类时，可以煮肉汤给宝宝吃，一般宝宝加肉食之前已经吃了相当长时间的蔬菜、水果和谷物类辅食了，具备一定的咀嚼能力，所以汤中可以带些小颗粒。如果做泥糊状、半固体等辅食，建议先加工成宝宝能接受的咀嚼难度，然后再蒸熟，鱼和虾也是一样。

营养高汤怎样做

很多妈妈发愁辅食不能添加鸡精、酱油等调料，总是有些淡而无味，宝宝不爱吃怎么办。其实妈妈可以自己做鲜美又不腻的高汤，存起来，制作辅食时当作汤底来使用，比如炖鱼肉、煮蔬菜、煮粥或面，也可在烹饪其他辅食时放一点儿进去调味。

妈妈在制作营养高汤时需注意以下要点：

选好原料

高汤的原料可以选择鸡肉、猪蹄、鱼类等。注意所选原料要新鲜、卫生。

注意焯水

煲高汤前要注意将肉类原料焯水，以去除血沫和浮污，保证汤色纯正。

控制水温

煲高汤时，肉类原料最好冷水下锅。肉类原料与冷水一起受热，肉中的营养物质才可以慢慢地煮到汤里。水温适宜，汤的味道才鲜美。

用水合理

原料与水的最佳比例为1∶2左右。水过多，汤的浓度降低，鲜味变淡；水过少，则不利于原料中营养物质和风味成分的浸出。注意中途不要添加冷水。

掌握火候

煲汤时间并非越久越好。煲的时间过长，容易破坏食物中的营养物质，而且嘌呤含量也易增高。鸡汤、排骨汤的最佳熬制时间在1～2小时，鱼汤在1小时左

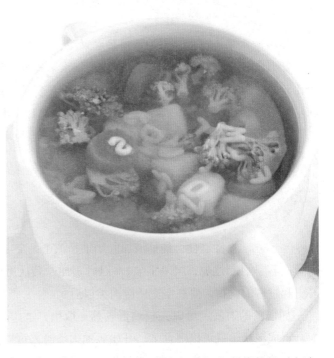

右。若汤料中蔬菜类原料较多时，要注意煲的时间不能太久，以免造成营养的破坏与流失。

注意储存

每次制作的高汤，一般不会一次全用完，剩余的高汤可以冷却、分装后放入冰箱冷藏，随用随取。高汤不宜存放太久，一般3～4天用完最好。

不加调料

给宝宝制作的高汤应不加任何调料，原汁原味最好。

市售辅食宝宝可以吃

是选择家庭自制辅食还是选择市售辅食？很多家长会有这样的困扰。这里需要提醒的是，不要对市售辅食心存偏见。如果妈妈时间允许，可以每天在家给宝宝做丰富多样的辅食。如果妈妈实在忙不过来，也不能因为担心市售辅食不安全而随便给宝宝吃点儿饼干、面包之类的食物。超市里有很多专为宝宝制作的菜泥、果泥、肉泥等婴儿辅食，既方便又营养，妈妈可以买给宝宝食用。

有的妈妈担心市售辅食会添加防腐剂，不如自己做的天然、健康。其实，大多数

成品辅食是在无菌的环境下制作的，基本上不含有人工色素和防腐剂，如果妈妈确实没有时间，也可以选择成品辅食，但要注意选择信誉好的知名品牌的产品。

当然，妈妈也不能因此就依赖市售辅食。宝宝之间的味觉有差异，不是所有的宝宝都喜欢这种食物，所以妈妈也要偶尔抽些时间做一些辅食，自己做的辅食有利于宝宝味觉、触觉的发育。

宝宝满6个月，开始添加辅食

6个月左右的宝宝各方面能力的发育逐渐增强，比如消化能力、吞咽能力、咀嚼能力等，这意味着可以尝试着给宝宝添加辅食。因为随着宝宝长大，其身体所需的营养也不断增加，仅依靠母乳是不够的。而且，宝宝的吞咽咀嚼动作虽然是与生俱来的能力，但此动作的完成需要舌头、面颊肌肉和牙齿等彼此协调地运动，是需要对口腔、咽喉的反复刺激和不断训练才能获得的能力。逐渐增加辅食是锻炼宝宝吞咽和咀嚼能力的最好办法。辅食的添加和牙齿的发育也是相互促进、相互依存的。适时添加和转换辅食形式能为宝宝牙齿萌出和生长提供发育条件，而牙齿的萌出又能促进宝宝更好地咀嚼食物，进而更好地吸收食物营养。

所以，从6个月开始，应该正式给宝宝添加辅食。

宝宝的第一顿辅食可以首选婴儿米粉

刚开始添加辅食的宝宝，最好选择谷物类食物，婴儿米粉是宝宝理想的第一种辅食。谷物类食物的致敏性较其他种类食物要低很多，不会给刚刚接触辅食的宝宝带来刺激。

此外，婴儿米粉的营养配比相对均衡，非常容易调制成均匀的糊状，调制量可以任意选择，随时选用，而且味道淡。待婴儿顺利接受米粉后，再逐渐将菜泥、蛋黄泥、肉泥混入米粉内，进行混合食物喂养。

注意，市售婴儿米粉很多都是复合配方的，不适合给宝宝第一次加辅食用，第一次加辅食要选用配方单纯的大米粉。

米粉的冲调方法

关于米粉的冲调方法，一般米粉包装袋上都有说明，但还是在这里强调几点：

1.是先放米粉，而不是先放水。

2.不论何种米粉，都应逐量添加，从每天10克（约2小匙）开始。

3.一般是加入70℃左右的温开水或温奶。

4.一边倒水，一边慢慢沿顺时针方向搅拌米粉（记住加水和搅拌必须是同时进行的）。

理想的米糊是：用汤匙舀起倾倒能呈炼奶状流下。如呈滴水状流下则太稀，难以流下则太稠。

初次添加米粉时要注意什么

妈妈第一次给宝宝添加米粉要注意以下几点：

1. 在上午加。上午加辅食，宝宝到底能否适应，下午就可以看出来，如果过敏严重也可以及时到医院治疗。其实不仅是第一顿辅食应该上午加，以后每加一种新的辅食都应该选择上午。

2. 在宝宝情绪好的时候加。宝宝接受陌生的东西比较困难，如果选择宝宝情绪好的时候，喂辅食的难度就会相应降低很多，所以第一顿辅食最好选择他高兴的时候尝试。

3. 从少量开始，逐渐加量，由稀到稠，由淡到浓，由细到粗，由一种到多种，循序渐进。

4. 用勺子喂。加辅食不仅是添加新的食物种类，同时也是让宝宝接受新的餐具和新的进食方式。所以一定要用勺子和小碗这种更接近成人使用的进食餐具，而不是用奶瓶喂。需要注意的是，由于这一时期，有的宝宝已经开始长牙，如果选用一般的硬勺，会令宝宝感到不适而抗拒辅食。建议家长给宝宝选择专用的软硬适中的喂哺勺。

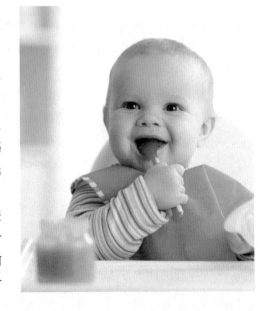

5. 从第一顿辅食开始培养宝宝的进食习惯。让宝宝知道下一步将会发生什么，他会更愿意配合，因此从第一顿辅食开始就形成一整套程序、规矩，这对

以后成功加辅食很重要。你想以后让宝宝怎样吃饭，第一顿辅食就可以怎样做，最好是在固定的地点、固定的时间走固定的程序。

6. 添加辅食后要注意观察宝宝的皮肤，看看有无过敏反应，如皮肤红肿、有湿疹，应停止添加这种辅食。

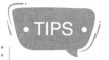

宝宝把辅食吐出来不代表不喜欢

宝宝从吃流质食物（奶类）过渡到吃固体食物有一个适应和学习的过程。吃流质食物主要是靠吸吮，而吃米粉等固体食物，更多的要靠吞咽。所以宝宝刚开始学会吞咽米粉时，吞咽功能的发育尚不完善，有一部分会吐出来。这并不表示宝宝不愿意吃米粉，妈妈仍应坚持每天喂米粉1～2次。

米粉应该白天添加还是睡前添加

最好白天喂奶前给宝宝添加米粉，上、下午各一次，每次两勺干米粉（奶粉罐内的小勺），用温水和成糊状，喂奶前用小勺喂给宝宝。每次喂完米粉后，立即用母乳或配方奶喂饱宝宝。家长必须记住，每次进食都要让宝宝吃饱，目的是使宝宝养成良好的进食规律。在宝宝吃辅食后，再给宝宝喂奶，直到宝宝不吃为止。当然如果宝宝吃辅食后不再吃奶，就说明宝宝已经吃饱了。宝宝耐受这个量后，可逐渐增加米粉量。

有的妈妈想在睡前给宝宝添加一顿米粉，因为妈妈觉得米粉耐饿，宝宝晚上不容易因为饥饿起来喝奶。其实问问在宝宝睡前添过米粉的妈妈们就知道，喜欢起夜喝奶的宝宝，即使妈妈在睡前将他的肚子喂得饱饱的，宝宝照样会在夜里醒来，甚至有的妈妈发现宝宝睡前吃得越饱，夜里醒来的次数越多，这是怎么回事呢？大人吃太饱晚上睡觉也会不舒服，何况是消化能力发育尚不完善的宝宝。当胃里充满相对不容易消化的食物时，反倒会影响睡眠，并且夜里醒来更容易饿或者不舒服。所以，不建议睡前喂宝宝太多米粉。

如果你试过了睡前喂宝宝米粉，宝宝能够耐受，能够在添加米粉后睡得更久、更踏实，可以选择在睡前一个小时左右添加。

添加辅食后注意观察宝宝的耐受情况

妈妈在给宝宝添加辅食后要观察宝宝的耐受情况。在添加辅食后，宝宝出现不耐受现象都应立即暂停添加该辅食。

如果给宝宝吃了某种食物后，宝宝出现呕吐、腹泻、出疹子、拒食等不适情况，一般3~7天后再添加，再遇到同样问题应考虑宝宝对此食物不耐受，需停止添加该辅食至少3个月，以免给宝宝造成严重损伤。

观察宝宝是否能接受某种辅食至少需要3天。所以给宝宝添加辅食要一种一种地添加。这样即可获得宝宝可接受的辅食食谱。如果几种新的食物同时添加，一旦宝宝出现不耐受现象，妈妈很难一下子发现原因。

这个阶段的宝宝，奶仍是主食

6个月的宝宝饮食仍以母乳（或配方奶）为主，辅食添加为辅。即使宝宝特别喜欢吃辅食，妈妈仍然不要忘记宝宝1岁半之前要继续喂母乳（或配方奶）。6~9个月的宝宝，每日需要添加辅食1~2次，哺乳4~5次，辅食添加与哺乳交替进行；9~12个月的宝宝，每日添加辅食次数增为2~3次，哺乳降为2~3次。

当辅食还不能作为独立的一顿饭时，要先给宝宝喂辅食，紧跟着喝奶。之所以建议辅食要在喂奶前食用，是因为要让宝宝保持饥饿的感觉。两次喂奶间给宝宝添加辅食，此时宝宝还没有饥饿感，对辅食兴趣不大，进食后也未必吃饱，下次吃奶时又还未饿，会使宝宝对奶的兴趣降低。周而复始，易使宝宝失去"饥"和"饱"的感觉，进食兴趣降低，胃肠功能下降。

不要用奶瓶喂辅食

这个阶段，大多数辅食都还是泥糊状的，用奶瓶吃也可以很顺利地吸出来，但是不建议用奶瓶喂辅食。

毕竟辅食是作为一种新的食物种类出现在宝宝面前的，仍旧用吃奶的方式吃辅食，不利于宝宝建立新的饮食模式。

不要用奶瓶喂辅食的原因如下：

1.会影响宝宝对辅食的认知，使其不能正确区分吃辅食和吃奶的差别。

2.用奶瓶喂辅食不用咀嚼，这样宝宝的咀嚼能力迟迟得不到合适的锻炼，以后加半固体、固体辅食时就很困难了。

3.习惯了用奶瓶吃辅食的宝宝将来有可能拒绝使用餐具。

这样，要想顺利过渡到成人化的饮食模式就有一定困难了。而且，用奶瓶吃辅食还有一个弊端，就是妈妈容易用吃奶的量衡量辅食的量，吃多少奶就吃多少辅食，很容易就过量了。所以，如果宝宝已经养成了用奶瓶吃辅食的习惯，就要及时纠正。

如果宝宝只愿意用奶瓶吃辅食，妈妈要积极让宝宝接受新餐具，培养新的进食方式，不能由着宝宝性子来。

6个月宝宝的辅食推荐

 米粉类辅食

◆ 米粉

材料：婴儿米粉2匙（约10克）

做法：

1.将米粉放入杯子或小碗中。

2.加入适量70℃左右的温开水。

3.一边倒水，一边慢慢沿顺时针方向搅拌米粉，记住加水和搅拌是必须同时进行的。

4.静置30秒，用匙或筷子搅拌，调成糊状。

提醒：最好不要在米粉中加糖或盐，口味淡一点儿更符合宝宝的口味。

营养解析：婴儿米粉是以大米为主要原料，加入钙、磷、铁等矿物质和维生素等加工制成的补充食品，可供宝宝断奶时食用。大米是谷物类食品中最不容易引起过敏且最容易被消化吸收的食物。

◆ 米汤

材料：大米50克

做法：

1.大米淘洗干净。

2.锅内放水，烧开，放入大米，煮开后把火调小。

3.熬煮到米烂汤稠，取上层的米汤，待稍凉后喂给宝宝即可。

提醒：大米在淘洗过程中很容易导致营养素流失，要特别注意淘洗方法，淘米应选择凉水，水温偏高会加速营养物质的溶解，导致营养流失。宝宝现在还不能吃米饭，煮烂的米粒不要喂给宝宝。

营养解析：米汤汤味香甜，含有丰富的碳水化合物及多种人体所需的营养物质，容易消化和吸收，是宝宝吃辅食初期比较理想的食物。

果蔬汁类辅食

◆ 青菜汁

材料：青菜一棵

做法：

1.将一碗水在锅中煮开。

2.洗净的青菜叶先在冷水中浸泡20～30分钟后取出，切碎。

3.在沸水中煮1～2分钟。

4.将锅离火，用汤匙挤压菜叶，使菜汁流入水中，倒出上部清液，即为菜汁。

提醒：青菜一定要先洗后切，这样可以减少营养素的流失。

营养解析：绿叶蔬菜含丰富的维生素等，这些营养素在乳类中含量相对较少。

◆ 南瓜汁

材料：南瓜100克

做法：

1.南瓜洗净去皮，切成小丁蒸熟。

2.然后将蒸熟的南瓜用勺压烂成泥。

3.在南瓜泥中加适量开水稀释调匀后，放在干净的细漏勺上过滤，取汁食用。

提醒：南瓜一定要蒸烂。南瓜汁也可加入米粉中，一起喂宝宝。

营养解析：南瓜营养非常丰富，而且还很好消化，非常适合宝宝食用。

◆ 鲜橙汁

材料：橙子1个

做法：

1.将一个橙子横向一切为二，然后将剖面覆盖在玻璃挤橙器上旋转，使橙汁流入下面的缸内。

2.喂食时，可以加一些温水，兑水的比例从2：1，到1：1，最后是原汁。

营养解析：橙子中含丰富的维生素C，能增加机体抵抗力。

◆ 苹果汁

材料：苹果1个

做法：

1.将苹果洗净后削皮切成丁，放入锅内加适量清水煮，约10分钟可煮烂。

2.用清洁的纱布过滤取汁即可。

营养解析：苹果含有的锌可以促进消化，改善食欲。

◆ 番茄苹果汁

材料：新鲜番茄半个，苹果半个

做法：

1.将番茄洗净，用开水烫后剥皮，用榨汁机或消毒纱布把汁挤出。

2.苹果削皮蒸熟或直接榨汁，取1～2汤匙兑入番茄汁中。

提醒：果汁都不要加糖，原汁原味最好。

营养解析：番茄和苹果含丰富的维生素，特别适合宝宝食用，可以补充奶中没有的营养素。

◆ 白萝卜梨汁

材料：白萝卜1个，梨半个

做法：

1.将白萝卜洗净后切成细丝，梨洗净后切成薄片。

2.将白萝卜倒入锅内，加清水烧开，用小火炖10分钟后加入梨片，再煮5分钟取汁即可食用。

营养解析：白萝卜有止咳润肺、帮助消化等保健作用。梨也有润肺的作用，春秋季节可以经常做给宝宝喝。

 果蔬泥类辅食

◆ 土豆泥

材料：土豆1/4个

做法：

1.土豆洗净，去皮，切成片，上锅蒸烂（约5分钟）。

2.趁热用勺将土豆片研成泥状。

3.加水，边煮边搅拌，至黏稠即可。

提醒：切好的土豆片不能长时间浸泡，以免造成水溶性维生素的流失。

营养解析：土豆能为宝宝提供多种维生素和生长所必需的微量元素，可以增强宝宝体质。

◆ 茄子泥

材料：嫩茄子1/4个

做法：

1.茄子洗净，切成条状，上锅蒸烂（约10分钟）。

2.将蒸烂的茄子用勺压成泥糊状，用适量温开水调匀即可。

提醒：茄子去皮后容易发黑，所以最好不要去皮。

营养解析：茄子具有较好的清热解暑作用，对口腔溃疡、易生痱子的宝宝有益，夏天吃一些茄子泥不仅爽口，对宝宝身体也大有好处。

◆ 红薯泥

材料：红薯1块

做法：

1.将红薯洗净，去皮，蒸熟。

2.用勺子将红薯研成泥。

3.将适量水倒入红薯泥中，调匀即可。

提醒：红薯含果胶和膳食纤维，能刺激消化液分泌及胃肠蠕动，从而起到通便作用，宝宝腹泻时不宜吃红薯。

营养解析：红薯含丰富的碳水化合物，很好消化，非常适合宝宝食用。

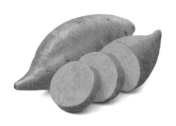

◆ 香蕉泥

材料： 香蕉1/5根

做法：

将香蕉剥去外皮，切成小块，用勺研成泥，直接喂给宝宝即可，若宝宝接受情况不太顺利，可加少许温开水稀释。

提醒： 香蕉与红薯都含有大量的膳食纤维，最好不要一同食用。

营养解析： 香蕉口感香甜，富含碳水化合物、多种维生素、矿物质，能促进宝宝消化，调理便秘症状。

◆ 苹果泥

材料： 苹果1/4个

做法：

1.将苹果洗净，去皮，切成碎丁。

2.锅中加入少许清水，蒸20～30分钟，取出，用勺子研碎成泥状。

提醒： 若以勺子刮苹果泥，刮前一定要洗净勺子，用开水消毒。

营养解析： 苹果营养丰富，含有丰富的维生素、胡萝卜素、矿物质及苹果酸，可为宝宝补充钙、磷等营养素。

◆ 枣泥

材料： 红枣3～6枚

做法：

1.红枣洗净，倒入锅中，加水煮烂（约20分钟）。

2.将煮得烂熟的红枣捞出，置于盆中，剥皮去核，研成枣泥。

提醒： 制作时一定要把皮和核去净，宝宝食管较娇嫩，以免被硌到。枣泥吃多了容易上火，一次不要吃得太多，也不要吃得太频繁，每周不要超过两次。

营养解析： 红枣具有健脾胃、养血益气等作用，可强健身体，促进生长发育。

 糊类辅食

◆ 青菜米粉糊

材料： 青菜10克，米粉10克

做法：

1.将青菜洗净，取嫩叶部分煮熟或蒸熟，取出磨碎。

2.将磨碎的青菜放入锅中，加少许水，边煮边搅，直到水沸腾为止。

3.待煮好的青菜糊稍凉，再加入米粉搅拌成泥状即可。

提醒： 宝宝初食含有青菜的辅食时，大便中常排出少量的绿色菜泥，这是宝宝更换食物后的正常现象，妈妈不应因此停止添加辅食。

营养解析： 青菜可补充胡萝卜素以及维生素A、维生素C等各类维生素，促进宝宝身体发育。

◆ 鲜玉米糊

材料：新鲜嫩玉米半个

做法：

1.新鲜嫩玉米洗净，用刀将玉米粒削下来。

2.用榨汁机将玉米粒打成汁，放入锅中，煮成黏稠状即可。

提醒：玉米要选新鲜的，嫩玉米中的各种营养成分都比老玉米高很多。

营养解析：玉米富含矿物质，玉米胚芽的营养尤其丰富，能提高人体免疫力，增强脑细胞的活力，适合宝宝食用。

◆ 蔬菜玉米奶糊

材料：绿叶蔬菜10克，牛奶2匙，玉米粉1/5～1/4小匙

做法：

1.将绿叶蔬菜洗净，取嫩叶部分煮熟或蒸熟，取出磨碎。

2.将磨碎的蔬菜放入锅中，加少许水，边煮边搅，直到水沸腾为止。

3.将牛奶、玉米粉和适量水调匀，倒入锅中，继续边煮边搅，呈糊状即可。

提醒：刚开始给宝宝添加辅食时最好不要以玉米粉代替米粉，因为玉米粉相较米粉更难消化。

营养解析：这道辅食能为宝宝补充维生素和矿物质。

◆ 香蕉奶糊

材料：香蕉1小段，配方奶粉适量

做法：

1.将香蕉去皮，压碎成糊，放入锅中，加适量清水。

2.上火熬煮，边煮边搅拌，5分钟后熄火。

3.奶粉冲调好，待香蕉糊微凉后倒入，拌匀即可。

提醒：香蕉一定要选用成熟的、皮呈金黄色的，青皮香蕉吃了会加重宝宝便秘。

营养解析：香蕉中含有丰富的钾、镁和维生素。

◆ 蛋黄糊

材料：鸡蛋1个

做法：

1.将鸡蛋洗净，放锅中煮熟，取出，放入凉水中，略凉后剥壳，取出蛋黄。

2.取1/4个蛋黄，加入少许温开水，用匙碾烂，调成糊状即可。

提醒：煮鸡蛋应以冷水下锅，小火煮开后2分钟停火，再泡5分钟，这样煮出来的蛋黄比较适合宝宝食用。

营养解析：蛋黄易被消化吸收，蛋黄中含有丰富的蛋白质，还能提供多种维生素及矿物质，并且含有优质的油酸，是宝宝生长发育不可缺少的营养物质。

7～9个月，辅食可以成为独立一餐

刚给宝宝吃辅食时，就是给宝宝尝尝味道，熟悉熟悉，还不能算正式的一顿饭。到宝宝7个月的时候，咀嚼、吞咽、消化能力都提高了，能吃的辅食种类、数量也都增加了，这时辅食就可以作为正式、独立的一餐供宝宝享用了。

让辅食成为宝宝正式的一餐很有意义。首先，这是宝宝饮食逐渐过渡到一日三餐模式的开始，而且这也是让宝宝逐渐过渡到规律地吃辅食的基础，宝宝能规律地吃辅食了，断奶会比较顺利，断奶后宝宝也不会出现营养不良的现象。

宝宝一顿吃多少辅食为好

宝宝7个月后可以把某一顿辅食作为独立的一餐，如第一餐吃奶，第二顿就可以完全吃辅食。在这一餐里，可以给宝宝搭配着吃米粉、蔬菜、肝泥等，让宝宝吃得饱饱的，不要再喝奶。到下午可以奶和辅食一起吃，晚上单纯吃奶。到宝宝9个月的时候，辅食就可以加到一天两餐了。

辅食成为单独、正式的一餐之后，妈妈会有新的担忧，就是不知道宝宝到底能吃多少辅食，吃多少就吃饱了，其实妈妈不必过于担忧，现在的宝宝知道自己能吃多少，要吃就给，不吃了就停喂，一般不会有错。或者，妈妈可以根据以下几点来确定宝宝每次的喂养量：

1.是否出现腹泻、便秘或消化不良。

2.是否出现过敏症状。

3.是否影响正常吃奶。

4.体重增长是否正常。

在不影响宝宝吃奶的情况下，允许宝宝吃他想吃的辅食量，之后再观察宝宝是否出现消化不良或过敏等症状，若一切正常，即可按需喂养。按需喂养一段时间后要观察宝宝体重的增长情况，若宝宝体重增长过快，妈妈要控制宝宝的食量。

辅食作为单独一餐时应添加谷物

仅蛋黄或鸡蛋羹作为一顿辅食，并不科学。鸡蛋中富含蛋白质，碳水化合物含量极低，但宝宝最易从碳水化合物中获得能量。如果一顿饮食中仅有鸡蛋，人体会将摄入的部分蛋白质转换成能量，既浪费了蛋白质该发挥的作用，又增加了体内代谢负担。若鸡蛋与米粉、粥等同服，就不会影响蛋白质在身体中正常发挥作用。

此外，仅蔬菜也不能作为一顿单独的辅食。蔬菜为人体提供的能量很少。有些家长认为宝宝进食非常多，而且胃口也好，为何不长体重？仔细询问得知，每次一碗饭里，米粉只有1~2小勺，蔬菜至少占一半。结果就是进食后产生的能量不足，所以出现生长缓慢的现象。

建议宝宝单独的一顿辅食最好丰富些，包括含碳水化合物的米粉、面、粥等主食，含蛋白质的蛋、肉等，含矿物质和维生素丰富的蔬菜和水果。当然，在宝宝7个月时，宝宝接触过的辅食种类还是偏少，需要不断添加新种类，妈妈一定要谨记每次只加一种的原则，不要因为宝宝从没过敏就大意了。

宝宝可以吃粥和面了

随着宝宝消化、吞咽能力的增强，有的宝宝可能还萌出了一两颗牙齿，妈妈可以给宝宝准备一些面片汤、豆腐汤、稠粥等食物了。慢慢地，就可以过渡到肉末、菜丁、软饭、香蕉、蒸红薯等食物，还可以准备一些馒头片、水果条等当零食。此时的辅食仍然以蒸煮为主要的烹调方式，食物以软烂为好。

在添加半固体食物的初期，颗粒要小一些，看宝宝的反应，如果宝宝总是把液体咽下，而把颗粒吐出来，说明他对固体食物还比较陌生，无法接受，就需要过几天再尝试。但是不要停止尝试，过几天再尝试的时候，宝宝可能就会自如地吃下了。

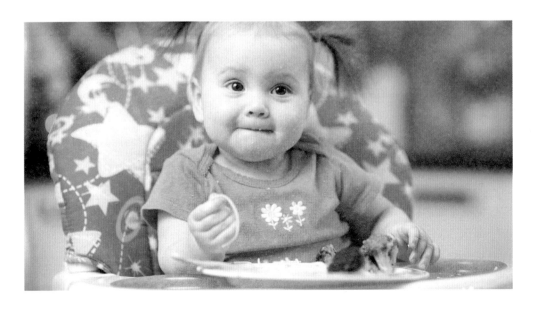

半固体、固体食物不但能帮宝宝磨发痒的牙床，还能锻炼他们的胃肠，所以适时添加是必要的。

该给宝宝添加动物性食物了

宝宝6个月后，从母体获得的抗体逐渐用光了，而他自身的抗体水平虽然也在缓慢增长，但又不足以弥补消耗的数量，所以，这个时期要特别注意给宝宝添加营养，加强宝宝的抵抗力。除了给宝宝添加主食、水果、蔬菜之外，这个阶段的宝宝还可以吃些动物性食物，如肉泥、肝泥、鱼泥。

肉泥、肝泥和鱼泥的制作方法如下：

肉泥：将肉洗净剁碎，加少量水煮烂，捣成泥状，用小勺喂食，或放入煮烂的粥、面条中混合喂食。

肝泥：将猪肝剁碎，放少许水煮烂，捣成泥状，用小勺喂食，或放入煮烂的粥、面条中混合喂食。

鱼泥：将收拾干净的鱼放入开水中，煮后剥去鱼皮，除去鱼刺后把鱼肉研碎，再加入开水，直至将鱼肉煮软即成。

需要注意的是，动物性食物一定要煮熟，且必须吃新鲜的，没有煮熟、煮透或不新鲜的动物性食物，对宝宝来说很危险。

最好直接给宝宝吃水果而不是喂果汁

随着人们生活条件的提高和营养饮食概念的深入，越来越多的人对吃有了更多的讲究，比如现在的人都喜欢喝果汁而不是吃水果，尤其是有小孩子的家里几乎不可缺少的一样工具就是榨汁机，每天早上一杯果汁似乎成了健康饮食的标志。其实，果汁虽然营养丰富，但无论如何都比不上直接吃水果有营养。

首先，果汁相比水果来说，其纤维素等非常缺乏，而这些物质对身体是很有好处的；其对促进胃肠蠕动，防治便秘非常有效，是宝宝很需要的。

另外，很多种容易氧化的营养成分在加工成果汁的过程中也被破坏了，无法为宝宝提供更全面的营养。

所以，除非是一些质地较硬的水果，宝宝还不能嚼食，妈妈可以采取榨成汁的方式喂给宝宝。其他质地较软的水果，最好让宝宝直接吃。

所谓的宝宝专用酱油也不要放

不少父母发现宝宝对加了酱油、香油、菜汤、肉汤的米粥特别喜爱，于是给宝宝喂米粥时也加上一些，其实这样做非常不好。首先，大人吃的菜汤、肉汤里一般都有很高的盐分，酱油里盐分更多，宝宝摄入过量的盐会加重肾脏负担，不利于宝宝的健康。再者，若此时让宝宝吃太多"重口味"的食物，将会影响宝宝的味觉发育，使宝宝出现偏食、挑食的毛病。

需要注意的是，市面上宝宝专用酱油其实也跟普通酱油成分大同小异，不建议过早给宝宝食用。

不要给宝宝吃成人饭菜

宝宝开始对大人吃的食物感兴趣，在大人吃饭的时候吧唧小嘴。考虑到宝宝吞咽能力越来越强，妈妈常常会满足宝宝的口欲，给宝宝喂几粒饭，或者用筷子蘸点菜汤让宝宝舔一舔，这样做对宝宝是不好的。

我们只要尝尝宝宝吃的辅食，就知道宝宝吃的食物很清淡，远没有大人吃的饭那么香甜可口。如果总给宝宝尝一点儿大人的饭，宝宝就容易厌倦自己的辅食，也不喜欢吃奶，一心就想着吃大人的饭。但大人的饭是不适合宝宝吃的，虽然吃下去了，却根本嚼不碎菜里的膳食纤维，也消化不了较硬的米饭粒，饭菜中的盐、糖等调料都会加重宝宝的消化压力。所以宝宝的辅食还是要单独做，大人的饭即使给他尝尝也不行。

如果宝宝对自己的辅食完全没兴趣，只想吃大人的饭菜，妈妈可以把宝宝的软米饭放到大人用的电饭煲里，然后给宝宝盛饭，把宝宝的菜放到大人的菜盘里，从菜盘里夹到他碗里，这样宝宝就以为自己吃的是跟大人一样的饭菜了，就会跟着吃了。

逐渐给宝宝减少喂奶量

初加辅食的时候，辅食还不能为宝宝供给足够的营养，所以主食还应该是奶类食品。有母乳的妈妈要继续喂母乳，如果母乳不足，需要给宝宝增加配方奶。总之要先保证宝宝每天有足够的奶量摄入，在此基础上才能添加辅食。

待宝宝能很好地接受辅食后，妈妈可以逐渐减少喂奶量。7~9个月的宝宝每天需要摄入的奶量应在600毫升以上，辅食的比例可以逐渐增加；10~12个月宝宝需摄入的奶量应为每天600毫升左右，辅食比例继续增加；到了宝宝1岁时，摄入的奶量可以略少，维持在500毫升左右即可，辅食比例继续增加。

宝宝只爱吃辅食怎么办

有的宝宝吃了一段时间辅食就不爱喝奶了，出现这种现象，妈妈一定要尽早纠正。对此阶段的宝宝来说，奶仍然是不可替代的食物，要保证宝宝每天喝到足够的奶量。

宝宝不喜欢吃奶了，要找找具体原因，对症纠正。

1. 确定宝宝是不是更喜欢吃辅食的方式，可用喂辅食的方式喂奶，把奶水装在小碗里，用小勺子喂，对那些喜欢碗勺的宝宝，这招很有效。

2. 调换下喂奶和喂辅食的顺序，有些宝宝不吃奶是因为辅食吃得太饱，吃不下奶了。所以在既吃辅食又吃奶的那顿里，如果以前是先喂辅食后喂奶，现在就改成先喂奶后喂辅食，宝宝在饥饿的情况下就会吃奶了。

如果宝宝怎么也不肯吃奶，那就要在辅食里加些奶了，用奶水调各种糊状食物，在米粥里加奶，用奶泡馒头等。不过，在这期间还是要不停地让宝宝尝试吃奶，因为奶水和辅食混合在一起的喂养方式不适合经常用，不利于宝宝消化。

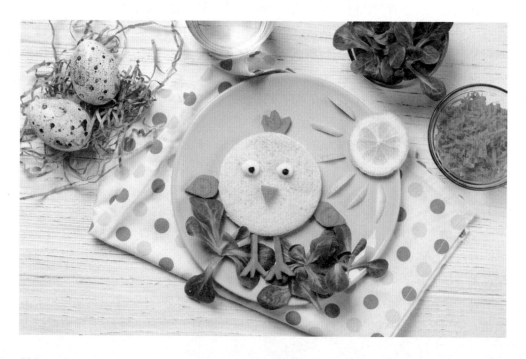

7～9个月宝宝的辅食推荐

 泥糊类辅食

◆ 鱼泥

材料：鱼肉（鳕鱼、小黄鱼等均可）50克

做法：

1.将收拾干净的鱼肉研碎。

2.将鱼肉放入锅内，加适量清水，将鱼肉煮软即可。

提醒：要用新鲜的鱼做原料，且一定要将鱼刺除净，由于宝宝吞咽功能的发育还不够完善，做鱼泥时要先将鱼皮去掉。

营养解析：鱼泥软烂、味鲜，富含蛋白质、不饱和脂肪酸及维生素等营养成分，能促进发育，增强体质。

◆ 蒸肉泥

材料：猪瘦肉50克，水淀粉适量

做法：

1.将猪瘦肉洗干净，用刀剁成细泥，盛入碗内。

2.加入水淀粉，用手抓匀，放置1～2分钟。

3.把盛猪瘦肉的碗放入蒸锅，蒸熟即可。

提醒：不要加盐和料酒。

营养解析：猪瘦肉含有丰富的蛋白质，以及多种矿物质，能给宝宝补充生长发育所需要的营养，并帮宝宝预防贫血。

◆ 鸡肝糊

材料：鸡肝15克，清汤15毫升

做法：

1.将鸡肝洗干净，放入开水中氽烫一下，除去血水，再换水煮10分钟。

2.取出鸡肝，剥去外皮，放到碗里研碎。

3.将清汤放到锅内，加入研碎的鸡肝，煮成糊状即可。

提醒：买回的新鲜鸡肝不要急于烹调，最好先放到自来水中冲洗10分钟，然后浸泡30分钟。制作时一定要研碎，便于宝宝进食及消化。

营养解析：鸡肝中维生素A和铁的含量特别高，可以防治缺铁性贫血，并预防维生素A缺乏症。

◆ 肝末土豆泥

材料：新鲜猪肝30克，土豆半个，高汤适量

做法：

1.将新鲜猪肝洗净，除去筋、膜，剖成两半，用斜刀在肝的剖面上刮出细末。

2.加入少量水，将猪肝调成泥状，隔水蒸8分钟左右。

3.将土豆洗净，削去皮，切成小块，煮至熟软，盛出后用小勺捣成泥。

4.锅内加入高汤，把猪肝和土豆泥下到锅内煮5分钟。

5.用小勺把煮好的土豆泥和猪肝泥搅拌均匀即可。

提醒：不管是大人还是小孩，每周可少量吃些猪肝。

营养解析：猪肝含维生素A和矿物质，土豆含丰富的碳水化合物，二者搭配，能满足宝宝身体发育所需营养素与能量。

◆ 豆腐糊

材料：豆腐20克

做法：

1.豆腐洗净，放入锅内，加适量清水。

2.上火煮，边煮边用勺子把豆腐压碎，5分钟即可。

3.待稍凉，滤去煮豆腐的水，即可喂给宝宝。

提醒：煮豆腐的时间不可太长，不然会把豆腐煮老，反而不易于宝宝消化。

营养解析：豆腐可以为宝宝提供大量的优质植物蛋白质以及钙，能促进宝宝身体的发育。

◆ 苹果红薯泥

材料：红薯50克，苹果50克

做法：

1.红薯洗净，去皮，切碎，入锅煮软，捞出，压成泥状。

2.苹果洗净，去皮，去核，切碎，入锅煮软，捞出，压成泥状。

3.将红薯泥与苹果泥混合，搅拌均匀即可喂给宝宝。

提醒：制作时要把红薯、苹果切得碎一些，可以煮得久一点，尽量煮烂。不要给宝宝吃太多，红薯吃多了容易胀气。

营养解析：苹果红薯泥具有清热、解暑、开胃、止泻的功效，适合消化不良、便秘和体内维生素比较缺乏的宝宝食用。

 汤羹类辅食

◆ 胡萝卜番茄汤

材料：胡萝卜1小根，番茄半个

做法：

1.胡萝卜洗净去皮，研磨成泥。

2.番茄洗净，用开水烫后去皮，用搅拌器搅打成汁。

3.锅中放水，煮沸，放入胡萝卜泥和番茄汁，煮开后改小火煮至熟透。

提醒：虽然汤羹类辅食宝宝很容易接受，也比较好消化吸收，但切不可长久以汤羹为辅食的主要品种，这不仅会使宝宝无法很好地锻炼咀嚼能力，而且还会造成营养不良。

营养解析：胡萝卜和番茄营养丰富，有益于宝宝生长发育。

◆ 小白菜鱼丸汤

材料：小白菜适量，鱼丸4个，高汤50毫升

做法：

1.小白菜洗净，切碎；鱼丸洗净，切碎。

2.高汤入锅煮沸，放入切碎的鱼丸，再煮沸，下入切碎的小白菜，煮5分钟即可。

提醒：小白菜熬煮的时间不宜过长，以防营养流失。

营养解析：这道菜口感柔嫩，味道清香，含有丰富的维生素以及钙、磷、铁等矿物质，有助于增强机体免疫能力，强壮身体。

◆ 蒸蛋黄羹

材料：鸡蛋1个

做法：

1.将鸡蛋打开一个小口，慢慢把蛋清倒出，再打破鸡蛋，取出蛋黄，搅打均匀。

2.加入凉白开水，再次打匀，上锅用大火蒸5~7分钟，至凝固就差不多了。

提醒：用凉白开水蒸鸡蛋，可以使蒸出来的蛋羹更滑嫩，且蒸熟后没有气孔。

营养解析：蛋黄中含丰富的维生素A、维生素D、钙、磷、卵磷脂等，有助于预防宝宝缺钙及增强记忆力。

◆ 豆腐青菜蛋黄羹

材料：豆腐50克，青菜10克，熟蛋黄1个

做法：

1.将豆腐洗净，用开水煮一下，取出研碎。

2.青菜洗净，用开水烫一下，切碎，放入碎豆腐中。

3.将豆腐和青菜放入碗中搅拌均匀，加适量凉白开水，再将蛋黄研碎，撒在上面，入蒸锅蒸10分钟即可。

提醒：豆腐、鸡蛋和青菜搭配在一起，可以使辅食中的营养更全面。

营养解析：这是一道形色美观、柔软可口的辅食，可为宝宝提供丰富的蛋白质、碳水化合物和维生素及矿物质，且易于消化。

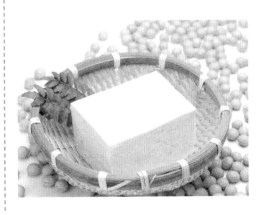

◆ 银鱼山药羹

材料：山药90克，银鱼50克，绿叶蔬菜30克

做法：

1.山药洗净去皮，加清水，用料理机打成浆。

2.银鱼清洗干净，剁碎或打成泥，绿叶蔬菜洗净切碎。

3.锅内放入少许清水煮开，放入银鱼泥；倒入山药浆并搅拌均匀，根据山药浆的稠度适量加清水。

4.煮2~3分钟，锅内滚开后，放入切好的绿叶蔬菜，再次滚开后关火。

提醒：银鱼可以用其他少刺的鱼类代替，如鳕鱼、三文鱼等。如果选用其他鱼类，一定要注意将鱼刺剔除干净。

营养解析：银鱼是极富钙质、高蛋白、低脂肪的鱼类，基本没有鱼刺，非常适合作为宝宝的辅食食材。山药健脾益气，能增强机体消化功能，促进食欲，也是非常好的食材。

◆ 西蓝花拌番茄

材料：西蓝花3小朵，番茄半个

做法：

1.西蓝花洗净，入蒸锅内蒸熟，研碎。

2.番茄放入开水中稍烫，去皮，捣碎。

3.西蓝花与番茄搅拌均匀即可。

提醒：西蓝花可以不必煮得过烂，比豆腐稍硬一些，这样能让宝宝多嚼几次，提高咀嚼能力，也有利于营养的吸收。

营养解析：这道辅食可以帮助宝宝补充生长发育所需的蛋白质、维生素C以及膳食纤维。

◆ 宝宝版疙瘩汤

材料：蛋黄1个，菠菜2根，番茄半个，面粉适量，菜籽油适量

做法：

1.番茄用开水烫后去皮，切碎；菠菜用开水烫一遍，捞出切碎。

2.倒适量面粉到碗里，然后一点点加水，搅拌成小疙瘩。

3.热锅，倒一点儿菜籽油，然后把切好的番茄倒进去，加水。

4.水开后倒入面疙瘩，打入蛋黄，先别急着搅拌，等蛋花成形了，再搅拌一下。小火焖2分钟，倒入菠菜，1分钟后就可以出锅了。

提醒：往面粉里加水的时候，要几滴几滴地加水，如果水一下加多了，就成面糊了。

营养解析：这道辅食含丰富的维生素、碳水化合物以及卵磷脂，除了能给宝宝补充能量，还健脑益智。

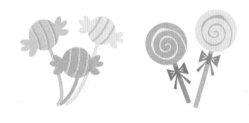

粥类辅食

◆ 烂米粥

材料：大米50克

做法：

1.将大米淘洗干净，放入锅中，加10倍水，浸泡1小时左右。

2.用大火烧开，换小火熬烂呈糊状即可。

提醒：大米煮前用水泡一泡，煮时易烂。粥的稠度（加水多少）可根据宝宝的情况（月龄、消化能力的表现）由稀到稠。

营养解析：烂米粥含有宝宝所需的碳水化合物、蛋白质、维生素B_1、维生素B_2、钙、铁等营养成分，可以为宝宝提供营养、能量。

◆ 蛋黄粥

材料：大米50克，鸡蛋1个

做法：

1.将大米淘洗干净，放入锅内，加适量清水，大火煮开，换小火熬至米烂汤稠。

2.鸡蛋煮熟，取1/4个蛋黄放入碗内，研碎后加入粥锅内，煮几分钟即可。

提醒：煮蛋黄粥时要避免放入蛋白，1岁以下的宝宝吃蛋白容易过敏。

营养解析：蛋黄富含宝宝发育所必需的维生素A以及卵磷脂，可以帮助宝宝眼睛和大脑的发育。

◆ 红薯粥

材料：大米30克，红薯10克

做法：

1.红薯洗净，去皮，切小薄丁。

2.大米和红薯倒入锅内，加适量水煮沸，换小火。

3.再煮25～30分钟，至粥烂。

提醒：红薯应配合其他谷类食物同煮，单吃会导致营养摄入不均衡，将红薯和大米一起熬成粥是比较科学的。

营养解析：红薯含有膳食纤维、胡萝卜素、多种维生素及矿物质，营养价值很高，宝宝便秘时吃几次红薯粥即可好转，尤其在干燥的时节，红薯粥对宝宝身体很有好处。

◆ 南瓜米粥

材料：大米30克，南瓜20克，配方奶粉适量

做法：

1.大米洗净；南瓜洗净，去皮，切块。

2.南瓜蒸熟，大米放入锅中煮成烂粥。

3.将南瓜加入粥中拌匀，加入配方奶粉调匀。

提醒：不要用纯牛奶代替配方奶粉，这个年龄段的宝宝还不适合食用纯牛奶。

营养解析：南瓜营养价值较高，较易消化吸收，适合用来制作断乳食物，除做成汤、糊外，还可煮粥、蒸食。

◆ 南瓜红枣小米粥

材料：南瓜1小块，红枣3枚，小米30克

做法：

1.食材准备好，把南瓜切成薄片。红枣最好事先泡一两个小时，清洗干净后，用刀把枣肉劈开，这样枣的香甜才能和米汤更好地融合。

2.上锅，加入适量水，先用大火烧，水烧热后加小米、红枣、南瓜。

3.水烧开后，调中火，继续熬煮。

4.熬半个小时左右即可，期间要不时搅拌。

提醒：小米最好用当年的新米。

营养解析：这道辅食营养丰富，非常适合宝宝食用。

◆ 肉末胡萝卜粥

材料：大米50克，小米50克，猪瘦肉50克，胡萝卜50克，植物油适量

做法：

1.大米和小米淘洗干净。

2.胡萝卜去皮，切成小粒。

3.将猪瘦肉剁成肉末，用少量的油腌一下备用。

4.把胡萝卜粒和肉末一同加入放了水和米的高压锅中，煮约15分钟即可。

提醒：胡萝卜含有的营养成分中有脂溶性物质，用油炒一下，或跟各种肉类一起炖煮，效果会更好！

营养解析：这道辅食可以帮助宝宝补充维生素A以及铁，帮助宝宝视力发育，

同时预防缺铁性贫血。

◆ 猪血菜肉粥

材料：米粉3勺（30克左右），新鲜猪血20克，猪瘦肉20克，嫩油菜叶5克，温开水适量

做法：

1.将猪瘦肉洗净，用刀剁成碎末；将猪血洗净，切成碎末备用；油菜洗干净，放入开水锅里氽烫一下，捞出来剁成碎末。

2.将米粉用温开水调成糊状，倒入肉末、猪血末、油菜末，搅拌均匀。

3.把所有材料一起倒入锅里，再加入少量的清水，边煮边搅拌，用大火煮10分钟左右即可。

提醒：由于粥里加了猪血，宝宝吃后可能会有黑色的大便，这是很正常的现象，不必担心。

营养解析：这款粥既能帮宝宝补铁，又可以为宝宝提供丰富的蛋白质、能量和维生素。

◆ 南瓜红薯玉米粥

材料：新鲜红薯20克，南瓜30克，玉米面50克，清水适量

做法：

1.将红薯、南瓜去皮洗净，先切成小块，再剁成碎末，或放到榨汁机里打成糊（少加一点儿凉开水）。

2.将玉米面用适量的冷水调成稀糊。

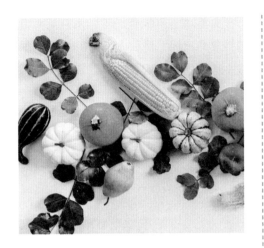

3.锅里加水烧开，先放入红薯和南瓜煮5分钟左右，再倒入玉米糊，煮至黏稠，搅拌均匀，即可。

提醒：一定要把红薯煮透，否则容易使宝宝产生腹胀感。

营养解析：这道辅食能给宝宝提供碳水化合物，同时帮助宝宝顺肠通便，特别适合有便秘症状的宝宝食用。

 面类辅食

◆ 番茄鸡蛋什锦面

材料：新鲜鸡蛋1个，儿童营养面条50克，番茄半个，干黄花菜5克，花生油适量

做法：

1.将干黄花菜用温水泡软，清洗干净，切成小段；番茄洗净，用开水烫一下，剥去皮，切成碎末备用；鸡蛋取出蛋黄，打到碗里，用筷子搅散。

2.锅内加入花生油，烧到八成热，下入黄花菜，稍微炒一下。

3.加入番茄末煸炒几下，再加入适量的清水，煮开。

4.下入面条煮软，淋上打散的蛋黄液，煮至蛋黄熟时熄火，即可。

提醒：干黄花菜最好用温水多浸泡一会儿，并多淘洗几次，这样才能彻底去掉残留在干黄花菜上的有害物质。

营养解析：这道辅食含丰富的碳水化合物、卵磷脂以及维生素C。

◆ 番茄豆腐菠菜面

材料：番茄半个，菠菜叶10克，豆腐20克，龙须面15根

做法：

1.番茄洗净，用开水烫后去皮，捣碎。

2.豆腐用开水焯一下，切成小块，捣成泥。

3.菠菜叶洗净，放入开水焯2分钟，切碎。

4.锅内放水烧开，倒入豆腐、番茄和菠菜，煮开。

5.下入折成几段的面条，煮至熟烂即可。

提醒：菠菜焯水时最好透彻一些，稍微多烫一下，以除去草酸。

营养解析：这道辅食口味鲜美，操作简单，含有丰富的蛋白质、维生素、矿物质，非常适合作为宝宝的辅食。

◆ 鸡肉蔬菜挂面

材料：挂面适量，鸡胸肉10克，胡萝卜5克，菠菜5克，水淀粉适量

做法：

1.鸡胸肉洗净，剁碎，用水淀粉抓匀。

2.胡萝卜、菠菜洗净，切碎，与鸡胸肉一起入沸水锅煮熟。

3.加入折成小段的挂面，煮至面熟即可。

营养解析：这道辅食的营养价值很高，蛋白质含量丰富，矿物质含量也较高。

◆ 肝泥面条

材料：猪肝30克，菠菜2根，番茄半个，面条适量，植物油适量

做法：

1.将菠菜和番茄清洗干净，番茄热水烫后去皮，切碎，菠菜过沸水捞出，切碎。

2.猪肝清洗干净，放清水中泡半小时，捞起用水焯一下，然后煮好研成泥。

3.起锅，在锅中倒一点点油，然后把猪肝和番茄倒进去炒，再放菠菜，加水，水开后下面条，煮熟即可。

营养解析：肉类补铁效果更好，动物肝脏、动物血都是含铁非常丰富的佳品。

◆ 三文鱼小白菜面

材料：三文鱼50克，小白菜2根，面条适量

做法：

1.小白菜洗干净，切碎。

2.三文鱼冷水下锅煮一下，水开后煮几秒钟立马出锅，然后去刺，切碎备用。

3.面煮好后把鱼肉和菜一起放进去再煮1分钟。

营养解析：三文鱼营养丰富，含有丰富的不饱和脂肪酸，而且刺少，是做宝宝辅食的优选食材。

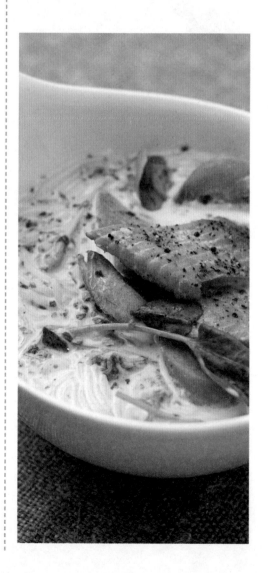

10～12个月，适当调整喂养方式

此阶段的宝宝，咀嚼能力增强，消化系统的发育也更完善，饮食习惯基本上可以固定，一日三餐两点心，加两顿奶。奶可以安排在早上第一顿和晚上最后一顿，一般是早上6点、7点，和晚上8点、9点。每天奶量约600毫升，其他的时间吃辅食，动物性食物每天50克左右，蔬菜、豆腐等每次适量，谷类食物100克左右。在两餐之间还需要再给些点心，点心可以是果汁、鲜水果泥等，也可以给些饼干、馒头干、面包等。

喂养方式开始向幼儿期过渡

现阶段的宝宝消化系统基本完善，食物结构要逐步向幼儿期过渡，饭菜已经不是以前的辅食了，而应该成为主食，一天三餐加两顿点心。每餐食物的量应比之前略有增加，一般本阶段宝宝的食量：每餐逐渐增加到180毫升（约3/4碗），以前吃4～5餐的可以适当减少餐数，增加每餐的量。配方奶粉或母乳每天2～3次，每天奶量约600毫升。

此外，现在宝宝的食物可以不像以前一样尽量制成泥或糊，有些蔬菜只要切成丝或薄片即可，肉或鱼可以撕成丝状，主食可转为软饭、包子、饺子等固体食物。这样做的原因：一方面经过不断的咀嚼训练，宝宝已经会咬食物了，反而不那么喜欢流质食物了；另一方面也可以帮助宝宝适应幼儿的饮食模式。

合理安排餐次

有的父母总担心宝宝饿着，于是将餐次安排得很密集，这也是过量进食的一个因素，建议不要这样做。

首先，宝宝一般每隔3～4个小时进食1次，就不会饿着了，没有必要2个小时喂1次。这样不但会造成过量进食，引起肥胖，还可能会使宝宝厌食。除了固定的进食时间外，最好不要再给宝宝食物。

其次，饭后不要再给甜点等。有的父母希望宝宝多吃点，于是向宝宝许诺饭后可以吃点心、糖果等，这只会增加宝宝的进食量，不是一个好做法。在宝宝可以吃饼干、面包等零食后，也不要给太多。

其实，宝宝饿了就会要吃的，所以不要总担心宝宝会饿着。

辅食的种类应当有所增加

这个阶段宝宝的饮食越来越接近幼儿了，可以添加更多、更美味的食物。

食物的性状也逐渐改变了，食物的种类也在增加，面包、面条、通心粉、薯类、蛋、肉、鱼、豆腐等都可以吃了，四季各色蔬菜、水果可以让宝宝吃点儿，另外海产品和坚果也可以吃了。

宝宝每天要吃包括肉、蛋、奶、蔬菜、水果等在内的辅食有10种左右，每个月吃过的辅食种类最好能达到30种。

多采用不同食材，是保持宝宝旺盛食欲的一个要点，另外烹调时多变花样也是很有必要的，不要让宝宝吃腻辅食。

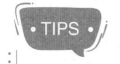

还没有长牙的宝宝也应该开始吃半固体食物

无论现阶段宝宝是否已出牙，都应该逐渐开始吃半固体食物，从稠粥、鸡蛋羹到各种肉泥、磨牙食品等都可以试一试。即使宝宝没长牙，不能嚼固体食物，但是也乐于用牙床咀嚼，能很好地将食物咽下去。

一般多数宝宝到这个时候都不那么爱吃很烂的粥或面条了，大人要留意，及时地将食物变得稍硬一点，控制好火候，以帮助宝宝顺利过渡到新的饮食模式。如果这个时候宝宝表现出想吃米饭的意思，也可以把米饭蒸得熟烂些，试着喂一点点。

可以让宝宝尝试五味

许多宝宝长到1岁还不识五味，这是因为在1岁前没有尝试过咸、酸、甜、辣的食物，这对宝宝没有太大的影响，而且我们提倡婴儿期的饮食以清淡为主，最好不加调味品，即使没有额外添加盐、糖、醋等调味品，食物的营养也不会因此而缺少。

不过适当地味觉刺激确实能够调动食欲，所以从1岁开始，可以适量地让宝宝尝试五味，但一定要注意适量，大人以自己感觉有点儿淡为准，现阶段的宝宝一般可以耐受。

各种调料可添加的时间及注意事项

调料	可添加时间	注意事项
盐	1岁以后每天可以加1/4小勺（1克左右）	每天1～2顿加盐即可
酱油	1岁以后每天可加1～2滴	只是让饭菜的味道更好一点儿，要注意宝宝是否过敏
糖	从1岁开始，每天1/3小勺是上限，尽量不加糖	建议只在需要添加一点儿味道时才使用
番茄酱	1岁以后再使用，控制在每天1/3小勺，越少越好	最好是自制的
食用油	从6个月开始，慢慢尝试，2～3滴即可	最好是植物油，不要吃动物油
蜂蜜	不要食用	容易引起过敏
醋	不要食用	大多数婴儿不喜欢醋的味道
市售高汤	不要食用	自己动手制作的高汤更安全、更有营养
味精	不要食用，2岁以后可少量使用	会使味觉变迟钝，婴儿一般不会对味精有需求

让宝宝上餐桌吃饭

当宝宝的饮食习惯固定了，饮食模式接近成人，能够跟上大人的饮食节奏，那就可以让他上餐桌了。宝宝上餐桌，可能会给大人吃饭带来一定的麻烦，但不要因此拒绝宝宝。宝宝上餐桌可以让他熟悉就餐程序，了解就餐秩序，有助于宝宝养成良好的用餐习惯。

每到吃饭的时候，告诉宝宝要吃饭了，然后将他放到专用的餐椅上，让他坐在餐桌边等待。开饭之后，在他的小碗里放上饭菜，给他一个勺子，让他自己吃。当然，现阶段的宝宝仍然需要大人喂。

宝宝上了餐桌后，看到大人吃的饭和自己的不一样，会对大人的饭感兴趣。但现阶段的宝宝还不适合吃大人的饭，因为宝宝嚼不碎大人吃的菜，也消化不了较硬的米饭颗粒，吃大人的饭容易消化不良，营养吸收不佳。

给宝宝使用专用餐具

妈妈应该给宝宝选购一套合适的餐具，不要与大人共用餐具，大人的餐具无论是大小还是重量都不适合宝宝。

妈妈给宝宝选择餐具时，要注意以下几个要点：

1.注重品牌，确保材质安全无毒。市场上宝宝餐具品牌很多。选择宝宝餐具时应将安全性放在首位，知名品牌多是经受住了国家质检和消费者考验的，较为可靠。

2.餐具的功能各异，底座带吸盘的碗，吸附在桌面上不会移动，不容易被宝宝打翻；能感温的碗和勺子，便于父母掌握温度，不至于让宝宝烫伤。大多数合格的餐具还耐高温，能进行高温消毒，保证安全卫生。

3.在材料上，应选择不易脆化、老化，经得起磕碰、摔打，在摩擦过程中不易起毛边的餐具。

4.在外观上，应挑选内侧没有彩绘图案的器皿，不要选择涂漆的餐具，宝宝的餐具还是以安全实用为标准。

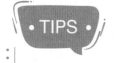

用面粉洗宝宝餐具

妈妈不要用清洁剂洗宝宝的餐具，因为其中含有一些化学物质，如果没有将其彻底清洗干净，对宝宝来说反而不好。建议妈妈用面粉给宝宝洗餐具。方法是：清洗宝宝餐具前，先抓一小把普通面粉，放入宝宝餐具中，加少量的水，用手搓几次，油腻多的话多搓一会儿就行。然后倒掉面粉，之后将餐具放入水中正常清洗即可。面粉具有超强的吸油功效，便宜又没有污染，还没有残留物和味道。

不要给宝宝吃汤泡饭

不少妈妈认为汤泡饭容易下咽,看起来也更容易消化,还使干硬的饭变得更有营养,而且宝宝也喜欢吃,所以会每餐用汤拌着饭喂宝宝。其实这样做并不好。

如果妈妈觉得饭硬了,怕宝宝不好下咽,可以在饭上浇点汤汁,使饭松软些,但不能完全用汤泡饭。如果宝宝想喝汤,可让宝宝在饭前喝几口。但注意不要喝得太多,以免影响正餐的进食量。

适当给宝宝吃些粗粮

所谓粗粮就是除了精白米、精白面之外的谷类食物,如小米、玉米、高粱米等各种谷物以及黄豆、绿豆、红豆等各种豆类。

妈妈给宝宝吃粗粮不需要太多,每周1~2次即可,逐渐过渡到一周3~4次,吃多了容易消化不良,还可能影响宝宝对部分营养物质的吸收。肥胖宝宝和便秘宝宝可以适当增加。此外,还要注意粗细搭配,取长补短。粗粮中的蛋白质含量低,如果跟细粮搭配就有利于提高辅食中的蛋白质含量,可以做成八宝稀饭、玉米红薯粥、小米山药粥等,也可以是大豆配玉米面、高粱面做窝窝头,或者是小麦面粉配玉米面、红薯面蒸馒头,等等。

给宝宝吃固体食物时应注意什么

宝宝的咀嚼、吞咽功能的发育都还不是很完善，保护自己的意识和能力也较差，食物种类、食物性状、食物热度等因素都有可能伤害到他。妈妈要注意把这些不安全因素及时解决掉，避免让辅食伤害宝宝。

首先给宝宝吃的食物一定要有所选择。黄豆、榛子、花生等坚硬的、较小的颗粒食物，一定要捣碎、磨烂成粉才行，不能整粒给他吃。给宝宝用鱼做辅食的时候要选择那些刺大、比较容易挑出或刺本来就比较少的种类。口香糖、糯米糕等容易粘在喉咙上，咳不出来也咽不下去，不能给宝宝吃。

此外，还要注意两点：

1.如果宝宝正在大哭或笑，不要强行喂食，一定要等他完全平静了再喂，否则很容易将食物吸入气管引起呛咳，严重时将导致窒息。当然，宝宝吃辅食的时候，也不要逗弄宝宝，最忌讳在宝宝嘴里有食物的时候逗他笑。

2.抱着宝宝乘车、走路等身体不稳的时候给他喂食，容易戳伤宝宝的嘴、眼等。如果遇到急刹车或磕绊，引起身体摇晃，则非常容易导致宝宝将食物整口吞咽，发生危险。

10 ～ 12 个月宝宝的辅食推荐

 汤粥类辅食

◆ 鱼泥豆腐羹

材料：鲜鱼1条，嫩豆腐1块，淀粉适量，香油、葱花少许

做法：

1.将鱼肉洗净，上蒸锅蒸熟后去骨刺，捣成鱼泥。

2.将水煮开，放入切成小块的嫩豆腐，煮沸后加入鱼泥。

3.加入少量淀粉、香油、葱花，勾芡成糊状即可。

提醒：可以取鱼肚上的肉，没有细刺，大刺比较少。

营养解析：鱼肉与豆腐营养丰富，有助于增强宝宝的抵抗力，促进生长发育，是为宝宝做辅食的好选择。

◆ 牛肉萝卜汤

材料：牛腩50克，白萝卜30克，番茄20克

做法：

1.将牛腩洗净，切成小块。

2.将白萝卜洗净，去掉皮，切成小块备用。

3.将番茄洗净，用开水烫一下，去皮，切成小块备用。

4.将牛腩放到开水锅里焯2~3分钟，然后放入砂锅里，加入适量的清水，先用大火烧开，再用小火炖2个小时左右。最后加入白萝卜、番茄，煮熟即可。

提醒：最开始就加足量的水，如果煲的过程中需要加水，也要加热水。

营养解析：这道辅食含丰富的营养素，开胃助消化，特别适合胃口不好的宝宝食用。

◆ 虾仁疙瘩汤

材料：面粉40克，新鲜鸡蛋1个，干虾仁20克，嫩菠菜叶10克，高汤200克，香油2克

做法：

1.干虾仁洗净，用水泡软，切成小丁备用；将菠菜清洗干净，放到开水锅中焯2~3分钟，捞出来沥干水，切成碎末备用；将鸡蛋洗干净，打到碗里，将蛋清和蛋黄分开。

2.面粉用小筛筛过，装到一个干净的盆里，加入少量水，和成稍硬的面团。

3.面板上加少许干面粉，取出面团揉匀，用擀面杖擀成薄皮，切成比黄豆粒稍小的丁，搓成小球。

4.锅内加入高汤，放入虾仁，用大火烧开，再下入面疙瘩，煮熟。

5.将蛋黄用筷子搅散，转着圈倒到锅里，用小火煮熟，加入菠菜末，淋上香油，即可出锅。

提醒：面疙瘩一定要搓得小一点，这样更利于宝宝消化吸收。

营养解析：这道辅食口感滑润，汤鲜味美，含有丰富的蛋白质、碳水化合物、铁质、多种维生素，能促进宝宝的生长发育，还有预防贫血的作用。

◆ 猪肝汤

材料： 新鲜猪肝30克，土豆半个（50克左右），嫩菠菜叶10克，高汤少许

做法：

1. 将猪肝洗干净，去掉筋、膜，放在砧板上，用刀或边缘锋利的不锈钢汤匙刮出肝泥。

2. 土豆洗净，去皮后切成小块，煮至熟软后用小勺压成泥。

3. 将菠菜放到开水锅中焯2～3分钟，捞出来沥干水分，剁成碎末。

4. 锅里加入高汤和适量清水，加入猪肝泥和土豆泥，用小火煮15分钟左右，待汤汁变稠，把菠菜叶均匀地撒在锅里，熄火，即可。

提醒： 买回来的猪肝，先洗干净，再用水泡半小时。去筋、膜，切片，用盐搓洗3次，搓一次冲洗一次，直到再怎么洗都不会出现杂质，最后一遍洗的时候往水里倒点白醋，浸泡一会儿。

营养解析： 猪肝含有丰富的铁质，是宝宝补铁的必选食物，土豆含有丰富的钾和镁，这道辅食是为宝宝补充铁质的理想选择。

◆ 小白菜蛋花粥

材料： 鸡蛋1个，小白菜几棵，糯米适量

做法：

1. 小白菜切碎，鸡蛋磕出一个小孔，倒出蛋清，取蛋黄，备用。

2. 锅里放水，下糯米，大火熬开后，用锅盖焖着，然后转小火。

3. 焖20～30分钟，把蛋黄倒进去，搅拌，小白菜也撒进去，再用中火煮2～3分钟即可。

提醒： 如果宝宝胃肠功能比较弱，可以将糯米换成普通大米。

营养解析： 蛋黄能补充充足的蛋白质，小白菜含丰富的维生素C，两者搭配食用，营养全面。

◆ 牛肉燕麦粥

材料： 新鲜牛肉50克，新鲜番茄半个，大米50克，快煮燕麦片30克左右，新鲜油菜1棵

做法：

1. 将大米淘洗干净，先用冷水泡2个小时左右。将燕麦片与半杯冷水混合，泡一会儿。

2. 将牛肉洗干净，用刀剁成碎末，或用料理机绞成肉泥。

3. 将油菜洗干净，放入开水锅中汆烫一下，捞出来沥干水，切成碎末备用；番茄洗干净，用开水烫一下，去皮，切成碎末备用。

4.锅内加水，加入泡好的大米、燕麦和牛肉，先煮30分钟。加入油菜和番茄，边煮边搅拌，再煮5分钟左右即可。

提醒：若宝宝是过敏体质，添加新食物的时候要谨慎，注意从少量开始，并密切观察宝宝有没有过敏反应。

营养解析：燕麦含有丰富的B族维生素，牛肉含有大量的铁，番茄和油菜含有丰富的维生素，能够为宝宝补充足够的营养，促进宝宝的健康成长。

◆ 桃仁粥

材料：大米50克，熟核桃仁10克

做法：

1.大米淘洗干净，用清水泡2个小时；熟核桃仁去皮后放到搅拌机里打成粉。

2.大米和水入锅，大火煮开，换小火熬成稠粥。

3.粥里放入核桃粉，用小火继续煮，边煮边搅拌5分钟即可。

提醒：熟核桃仁也可用生核桃仁炒制，方法是把核桃仁放入热锅，中小火干炒至闻到香味即可，也可以放到微波炉里中小火转2～4分钟。

营养解析：核桃仁所含的不饱和脂肪酸对宝宝的大脑发育极为有益。

◆ 鸡肉山药粥

材料：山药30克，大米50克，鸡胸肉10克

做法：

1.将大米淘洗干净，放到冷水里泡2个小时左右。

2.将鸡胸肉洗净，剁成鸡肉泥，放到锅里蒸熟。

3.将山药去皮洗净，放入开水锅里汆烫一下，切成碎末备用。

4.将大米和水一起倒入锅里，加入山药末，煮成稠粥。

5.加入鸡肉泥，再煮10分钟左右，边煮边搅拌。

营养解析：山药是对肺、脾、肾都有益处的滋补佳品，具有助消化、止泻的作用，对消化不良、脾虚腹泻的宝宝尤其有好处。

 面、饺子、包子类辅食

◆ 虾仁金针菇面

材料：婴儿面条一把，金针菇50克，虾仁20克，菠菜2棵，香油5～8滴，高汤适量

做法：

1.将虾仁洗干净，煮熟，剁成碎末。

2.将菠菜洗干净，放入开水锅中焯2～3分钟，捞出来沥干水，切成碎末备用。

3.将金针菇洗干净，放入开水锅中汆烫一下，切成碎末备用。

4.锅中加入高汤，放入虾仁和碎菠菜、碎金针菇，煮开，放入婴儿面条，煮至汤稠面软，滴入几滴香油调味，即可出锅。

提醒：宝宝吃这款面条前应保证宝宝对虾仁不过敏。

营养解析：这道辅食汤汁鲜香，面条软烂，可以为宝宝补充丰富的蛋白质、钙、铁、磷等营养物质，能促进宝宝的生长发育，尤其是宝宝大脑发育。

◆ 手抓意大利面

材料：意大利面10根，胡萝卜1小段，香菇1朵

做法：

1.胡萝卜洗净，切小丁；香菇洗净，去蒂，切小丁。

2.将胡萝卜与香菇下入沸水锅中煮熟，捞出用匙压一压。

3.锅中放入清水煮沸，将意大利面掰成小段放入，煮15分钟至面软，捞出备用。

4.将胡萝卜与香菇调入意大利面中即可。

提醒：煮的时候要注意火候，不要一直用大火。如果宝宝饮食一直正常，可以加一点点植物油，味道会更香。

营养解析：意大利面一般是由全麦粉、鸡蛋、盐和水混合制成，颜色较深，营养也较丰富。

◆ 磨牙小馒头

材料：面粉50克，牛奶100毫升，发酵粉适量

做法：

1.将面粉、发酵粉、牛奶和在一起揉匀，静置一段时间。

2.将发好的面团再次揉匀，切成等量的5份，揉成小馒头的生坯。

3.静置5分钟，待馒头发至原来的1倍大，入蒸锅大火蒸15分钟即可。

提醒：不要购买颜色特别雪白的面粉，因为可能添加了大量增白剂，不适合作为婴儿食材。

营养解析：这道辅食的主要营养物质是碳水化合物，能给宝宝提供足够的能量。

◆ 蛋黄面包

材料：面包1片，鸡蛋1个，植物油少许

做法：

1.鸡蛋磕出一个小孔，倒出蛋清，取蛋黄，加适量清水打散起泡。

2.煎锅中放入少许植物油，加热后放入面包，将蛋黄液灌在面包两面，煎成金黄色。

3.取出面包，用吸油纸吸去多余的油，切成条形，给宝宝捏着吃即可。

营养解析：鸡蛋可提供丰富的优质蛋白质，面包可提供碳水化合物以及必需氨基酸，鸡蛋与面包混合食用可为宝宝提供丰富的营养。

◆ 香菇鲜虾小包子

材料： 熟蛋黄1个，香菇1朵，虾肉10克，猪瘦肉10克，自发面粉适量

做法：

1.香菇洗净，去蒂，剁碎；虾肉、猪瘦肉洗净，剁碎；蛋黄压碎。

2.将所有材料拌匀，调成馅。

3.和好自发面粉，静置，做成包子皮。

4.将馅包入包子皮，上锅大火蒸15分钟即可。

提醒： 如果发现宝宝有过敏体质的特点，如经常身上痒、长疙瘩，经常揉眼睛、流鼻涕、打喷嚏，特别是有家族过敏史的宝宝，包子里面可以去掉虾肉，吃其他海鲜类食物时也要留意。

营养解析： 这款包子味鲜口感佳，含丰富的蛋白质和多种维生素以及矿物质，对宝宝生长发育很有益。

◆ 鸡肉白菜饺

材料： 饺子皮适量，鸡胸肉10克，圆白菜10克，芹菜10克，蛋黄1个，高汤适量，植物油少许

做法：

1.鸡胸肉、圆白菜、芹菜洗净，切成碎末；鸡蛋洗净，将蛋黄倒入碗里，搅打至起泡。

2.炒锅放植物油，烧热，倒入蛋黄液，炒熟，搅碎成末。

3.将鸡胸肉、圆白菜、蛋黄末拌匀成馅，包成饺子，下锅煮熟。

4.高汤放入锅内，撒入芹菜末，稍煮片刻，放入煮熟的小饺子，煮沸即可。

提醒： 白菜切时宜顺丝，这样白菜容易煮熟。

营养解析： 这道辅食富含维生素与微量元素，不喜欢吃米饭和粥的宝宝可常吃这道辅食，以补充能量。

◆ 鲜肉馄饨

材料： 猪瘦肉50克，馄饨皮10张，紫菜少许，香油5滴，高汤适量

做法：

1.紫菜用温水泡发，洗净，切碎备用。

2.猪瘦肉洗净，剁成肉末，加入香油拌匀成馅，包入馄饨皮中。

3.锅内加入高汤，煮开，下入馄饨煮熟，撒入准备好的碎紫菜，煮1分钟左右即可。

提醒： 馄饨馅除了用鲜肉做原料外，还有很多选择，比如鸡肉、白菜、芹菜、香菇、虾等，都非常营养且各具特色，可以替换着做给宝宝吃。

营养解析： 这道辅食汤鲜味香，口感软滑柔嫩，对促进宝宝的食欲相当有效。

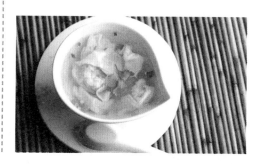

清蒸类辅食

◆ 黄瓜蒸蛋

材料：蛋黄1个，黄瓜半根

做法：

1.将蛋黄搅打起泡成蛋黄液，加入适量水，搅拌均匀成蛋汁。

2.黄瓜洗净，去皮，剖开，去瓤，洗净切丁。

3.将黄瓜丁倒入蛋汁碗中，搅拌均匀。

4.入蒸锅，水开后用小火蒸10分钟，取出即可。

提醒：蛋黄打至起泡，蒸出来口感才好。蒸的时间不要太长，大火烧开后再蒸10分钟即可。

营养解析：这道辅食富含维生素C、优质蛋白质、卵磷脂等，容易被宝宝吸收利用。

◆ 肉末蒸鸡蛋

材料：鸡蛋1个，肉末少许

做法：

1.鸡蛋洗净，将蛋黄打在碗里，搅拌至起泡。

2.蛋黄液中加入肉末，拌匀。

3.将蛋黄液放入蒸锅蒸熟，即可给宝宝食用。

提醒：添加辅食时先只用蛋黄，防止宝宝发生过敏反应，等1岁后再用整个鸡蛋。

营养解析：蛋类可以补钙，富含卵磷脂，而且蒸蛋羹能使蛋白质更容易被吸收，肉末中也含有丰富的蛋白质和铁质，能为婴儿提供适量钙质，二者搭配营养更佳。

◆ 清蒸桂花鱼

材料：一般大小的桂花鱼1条

做法：

1.将整条桂花鱼处理干净，切十字花刀。

2.然后将处理好的桂花鱼放入蒸锅中，清蒸至熟透，端出即可。

提醒：给宝宝吃鱼最好选择刺大、容易剔除的鱼，以防宝宝被鱼刺卡喉。

营养解析：桂花鱼肉质细嫩，极易消化，对儿童、老人及体弱、脾胃消化功能不佳的人来说，吃桂花鱼既能补虚，又不必担心消化困难。

◆ 香菇蒸鳕鱼

材料：鳕鱼肉100克，香菇2朵

做法：

1.香菇用温水泡1个小时，淘洗干净，去除泥沙，去菌柄，切成细丝。

2.将鳕鱼肉洗净，铺上香菇丝，入锅大火蒸10分钟，取出，去掉鱼刺即可。

提醒：也可使用新鲜香菇，鲜香菇不需浸泡，只要洗净后去除菌柄即可。若想节省时间，蒸的过程可用微波炉来代替，高火转4分钟即可。

营养解析：鳕鱼肉质厚实、刺少、味道鲜美，香菇清脆芳香、肉质肥嫩、鲜美

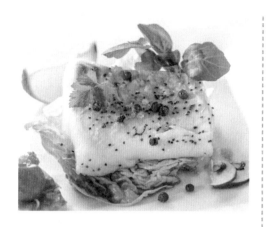

可口，可为宝宝提供每日所需的营养，尤其适合食欲不振的宝宝。

◆ 鸡肉拌豆腐

材料：北豆腐50克，鸡胸肉25克，鸡蛋1个，水淀粉5毫升，香油1毫升

做法：

1.北豆腐洗净，入沸水中煮1分钟左右，捞出压成泥，装盘滴入香油拌匀。

2.鸡蛋洗净，将蛋黄打到碗里，用筷子搅散至起泡。

3.鸡胸肉洗净，剁成碎末，加入蛋黄液、水淀粉，调至均匀有黏性，摊在北豆腐泥上。

4.将鸡肉豆腐泥放到蒸锅里，中火蒸12分钟，取出后搅拌均匀即可。

营养解析：这道辅食味道鲜美，入口松软，营养丰富，含有丰富的蛋白质，动物蛋白与植物蛋白互补，对宝宝的生长发育能起很好的促进作用。

 ## 软饭煎饼类辅食

◆ 豆腐软饭

材料：大米200克，豆腐100克，绿叶蔬菜100克，清淡肉汤（鱼汤、鸡汤、排骨汤均可）适量

做法：

1.将大米淘洗干净，加适量清水，上笼蒸成软饭待用。

2.绿叶蔬菜清洗干净，切碎；豆腐用清水冲一下，入沸水煮片刻，取出切丁。

3.米饭放入锅内，加入适量清淡的肉汤，一起煮软，加豆腐丁、碎绿叶蔬菜，稍煮即成。

提醒：绿叶蔬菜可以选用当季时蔬。

营养解析：豆腐所含的大豆蛋白丰富，和鸡蛋、鱼、肉等富含动物蛋白的食物搭配则可以增加辅食的营养价值。

◆ 蔬菜虾蓉饭

材料：软米饭100克，大虾2只，番茄1个，香菇3朵，胡萝卜1小段，西芹少许

做法：

1.大虾煮熟后去皮，取虾仁，剁成虾蓉，番茄放入沸水中烫一下，去皮，切成小块。

2.香菇洗净，去蒂，切成小碎块；胡萝卜洗净，切成粒；西芹洗净，切成碎末。

3.除米饭外，所有食材放入锅内，加少许沸水煮熟，淋在饭上拌匀即可。

提醒：容易过敏的宝宝，如食用后有鼻炎、反复发作性皮炎等疾病，应避免吃这道辅食，其他含有虾类的辅食也应格外留心。

营养解析：鲜虾肉含丰富的蛋白质，搭配种类丰富的蔬菜，不但颜色鲜艳，而且味道鲜美，特别适合胃口不好的宝宝。

◆ 香菇鸡肉软饭

材料：新鲜香菇2朵，鸡胸肉50克，大米100克

做法：

1.香菇洗净，去蒂，切小丁；鸡胸肉洗净，切小丁。

2.大米洗净，放在电饭锅内，加入香菇丁、鸡肉丁，加适量清水。

3.打开电饭锅开关，煮熟后继续焖15分钟即可。

提醒：鸡肉也可以先炒一下再放入电饭锅内。

营养解析：这道辅食味道鲜美，营养丰富，具有高蛋白、低脂肪的营养特点，对宝宝身体发育非常有益。

◆ 南瓜拌饭

材料：南瓜1片，大米50克，白菜叶1片

做法：

1.南瓜去皮洗净后，切成碎粒；白菜叶洗净切碎。

2.大米洗净，放在电饭煲内，加水煮，待水沸后，加入南瓜粒、白菜叶，煮至米、瓜糜烂。

提醒：南瓜最好选择外形完整、带瓜梗、梗部坚硬的。如果表面出现黑点，可能是坏了，不宜购买。

营养解析：南瓜是一种低脂肪、低能量、低糖类食物，特别适合过胖的宝宝食用。

◆ 鸡蛋包饭

材料：软米饭50克，鸡蛋1个，胡萝卜1小段，植物油少许

做法：

1.鸡蛋洗净，将蛋黄打入碗中，搅散至起泡；胡萝卜洗净，切碎。

2.煎锅内放入植物油，烧热后摊入鸡蛋液，煎成金黄色薄饼状，取出。

3.炒锅内放入植物油，烧热后放入碎胡萝卜，炒软，加入软米饭50克，炒匀。

4.将炒好的米饭平摊在鸡蛋饼上，卷起来，给宝宝拿着食用即可。

提醒：卷的筒口一定不要大，不要将米饭堆在鸡蛋上再卷，这样做出来的卷宝宝一口吃不下，而且也不一定能拿得住，摊平后朝一个方向多卷几次，这样不容易散，也方便宝宝拿着吃。

营养解析：这道辅食含有人体必需的大多数营养物质，尤其是蛋白质、胡萝卜素等，能促进宝宝生长发育。

◆ 胡萝卜丝肉饼

材料：胡萝卜半根，猪瘦肉50克，鸡蛋1个，芹菜少许，植物油少许

做法：

1.胡萝卜洗净，去皮，切丝；猪瘦肉洗净，切碎；芹菜洗净，切丝。

2.蛋黄打入碗中，搅散至起泡，放入胡萝卜丝、猪瘦肉、芹菜丝，搅拌均匀。

3.将搅拌好的材料做成厚约1厘米的圆饼。

4.锅内放入植物油，烧热后摊圆饼，小火煎至两面金黄，饼熟即可。

提醒：若不好掌握火候，可以将圆饼用保鲜膜覆盖上，用蒸锅蒸熟，蒸20～30分钟即可。

营养解析：胡萝卜丝肉饼不仅对宝宝的眼睛很有好处，还具有促进食欲、增进小肠吸收功能的作用。

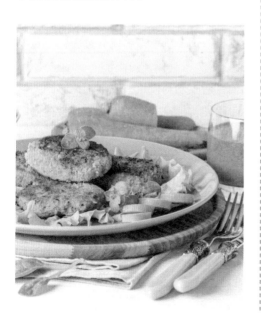

◆ 香煎土豆片

材料：土豆50克，酸奶10毫升，植物油适量

做法：

1.土豆洗净，去皮，切成厚约5毫米的薄片。

2.煎锅内放入植物油，加入土豆片，煎至双面焦黄起泡，淋上酸奶即可。

提醒：切好的土豆片用清水泡一下，可去掉多余的淀粉，但不要久泡，以免营养流失。

营养解析：这道辅食可以提供均衡的营养，可以作为磨牙食物，给出牙的宝宝磨牙用。

◆ 番茄鱼蛋饼

材料：鱼肉20克，鸡蛋1个，洋葱10克，番茄1个，淀粉适量，植物油适量

做法：

1.鱼肉煮熟，放入碗内研碎。将洋葱洗净，切成碎末备用，番茄热水烫后、去皮、切碎。

2.将蛋黄打入碗中，加入鱼泥、淀粉、洋葱末调拌均匀，番茄末炒熟，备用。

3.将植物油放入平底锅中，将拌好的馅料团成一个个小圆饼，放入锅中用小火煎。待煎熟后盛入盘中即可。

提醒：一定要挑干净鱼刺。

营养解析：这道辅食口味鲜香，营养丰富，可以给宝宝补充优质蛋白质、钙等多种营养，对宝宝的成长很有益处。

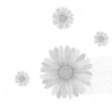

日常护理

宝宝哭闹怎样应对

0～1岁的宝宝还不会说话，哭是他表达需求的一种方式。从某种意义上说，哭也是宝宝健康的一种表现。如果父母能读懂宝宝的哭闹、姿势和平常的行为，那父母和宝宝的关系一定会更加亲密。

为什么宝宝总是黄昏时候哭

有的宝宝一两个月大的时候，生活逐渐有了规律，哭得也不像以前那么频繁了，只是雷打不动的是晚上7～9点期间会毫无缘由地嚎啕大哭。渴了？饿了？尿布湿了？以往解决宝宝哭闹的方法在这时候统统不灵。

这种现象其实比较普遍，很多孩子在一两个月的时候，往往会在大致相同的时间内哭泣。黄昏哭闹的成因至今仍无定论。有一种流传较广的说法是，随着宝宝认知的发展，已经逐渐开始区分白天和黑夜，宝宝需要适应这种黑白交替的生活，所以会在黑白交接的时候发出自己的信号。随着宝宝的成长，这个阶段很快就会过去，家长要做的只是耐心等待。

虽然当宝宝开始黄昏哭闹后，无论父母如何百般哄劝都没用，宝宝不哭够绝不罢休。但父母可以试着找一些方法让宝宝舒服些。比如：把宝宝竖着抱起来，带他到阳台上让他透透气，告诉宝宝，夜晚要来临了，爸爸妈妈会一直在身边。

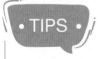

正确判断黄昏哭闹

黄昏哭闹的典型表现是在黄昏时的固定时间哭泣，而过了这段时间，宝宝就会停止哭闹。黄昏哭闹会在宝宝三四个月时，随着宝宝的成长而逐渐停止。

宝宝"闹觉"怎么办

有的宝宝总是在犯困的时候哭闹不止，必须要大人抱着，拍拍、摇摇、晃晃才能睡着。这种情况我们称之为"闹觉"。宝宝的大脑发育还不健全，出生后几乎大部分时间都处在睡眠状态，每天有18~22个小时在睡眠中，只有短时间清醒。有时候清醒后很快就会感到疲倦，这时宝宝常以"哭"表示他累了，只要环境安静、舒适，片刻后宝宝就本能地自然入睡。可是有许多父母最怕宝宝哭闹，常常是宝宝一哭就抱起来哄，慢慢地，宝宝就会习惯于被大人哄睡，而没办法自己学会入睡，渐渐养成"闹觉"的习惯。

有的宝宝一开始是抱着能哄睡，慢慢地，这种方式也不行了，就需要边抱边摇着才能哄睡，过一段时间，这一招又不灵了，需要大人站起来在室内来回走动，就算这样，宝宝还不断哭闹。

当宝宝犯困时，妈妈可采用以下方法哄宝宝入眠：妈妈望着宝宝，并发出单调、低弱的噢噢声；或将宝宝的单侧或双侧手臂按在他的胸前，保持在胎内的姿势，使宝宝产生安全感，他就会很快入眠。慢慢地，宝宝就养成了自然入睡的习惯。

宝宝"闹觉"比较严重的话，纠正起来可能会比较困难。这时妈妈要有耐心，尽量只采取一种比较简单的哄睡方法，比如轻轻拍拍宝宝，口里发出噢噢声。刚开始宝宝可能会哭闹不止，妈妈一定要坚持，绝对不要增加新的哄睡方法，要让宝宝学会自己入睡。另外，妈妈要有信心，随着宝宝月龄的增长，"闹觉"会自然好起来的。

宝宝夜间哭闹是为什么

宝宝在晚上睡觉时，出现间歇性哭闹或抽泣，这就是夜啼。经常夜啼，不仅会使宝宝睡眠不足，影响其生长发育，也十分影响父母的休息。所以，父母应了解宝宝夜啼的原因，并对症处理。如果怀疑是疾病所致，就要带宝宝到医院检查一下。以下是可能引起宝宝夜啼的原因：

缺钙

缺钙的宝宝夜间容易哭闹。缺钙会引起宝宝神经系统兴奋性增强，导致睡眠不好。当然，缺钙的宝宝除有夜啼外，还会有相应的其他表现，比如宝宝会有多汗、枕秃、方颅、囟门闭合晚、肋骨串珠等。如果确定宝宝缺钙，妈妈应在医生指导下为宝宝补充维生素D和钙剂，并让宝宝多晒太阳。

惊吓

宝宝受到惊吓后，晚上常会从睡梦中惊醒并啼哭，宝宝哭的时候常常伴有恐惧的表现。在生活中，不难找到是什么原因让宝宝受了惊吓。解决的方法是安慰宝宝，告诉宝宝没什么可害怕的，并暂时不要让宝宝直接接触使他害怕的物体或人，慢慢地，宝宝会安稳入睡的。

过分疲劳

过分疲倦、睡眠不足的宝宝被惊醒后，常常哭闹不止。此外，由于小儿神经中枢发育不完善，白天、睡前嬉闹过度或受到惊吓，会造成宝宝过分兴奋、紧张，睡熟后也会啼哭。

患病

许多疾病，譬如感冒及各种急性传染性疾病的患病期间，宝宝都会在睡后哭闹。一些慢性疾病，如贫血、结核病等，也会使宝宝因为难受而哭闹。此外，宝宝鼻子不通气、患了蛲虫病等，也常常使宝宝夜间啼哭。由疾病引起的夜啼，只要治好了原发病，宝宝就会安然入睡。

衣被因素

宝宝盖得太厚，会使宝宝因热而烦躁，出现啼哭；被子盖得太少，冷的刺激也会使宝宝啼哭。褥子铺得不平，衣服过紧或衣服的系带硌了宝宝，也会使宝宝哭闹。此外，还应该检查床上有什么东西硌着或扎着宝宝，只要找到原因，宝宝感到舒服了，啼哭就会停止。

憋尿

大一些的宝宝在一定程度上已经可以控制小便了，但在夜里他还不会自己起来尿尿。有时宝宝会说尿尿，但很多时间，宝宝是用哭来表示自己想要尿尿的。此外，宝宝夜里想尿尿的时候还会翻来覆去，哼哼唧唧，父母只要掌握这个规律，帮宝宝排尿后，宝宝便会继续入睡。

非病理性的夜间哭闹有时可以顺其自然

有时宝宝夜间哭闹并没有什么特别的原因，父母已经基本排除了病理性引起宝宝夜啼的原因，宝宝仍然有夜晚突然惊醒哭闹的情况发生。其实，即使睡眠状况最好的成年人也可能会在睡着后突然醒来。神经系统还没发育完全的婴儿，更可能出现夜间哭闹的现象。

当宝宝夜里"惊醒"时，要过去看看他，但别跟他说话或试着安慰他。宝宝可能会拒绝被安慰，照旧哭闹。试着进行安慰只会延长和强化宝宝的夜间哭闹状况——即使只是叫他的名字，也可能会让他更不安。当然，父母更不要试着强行把他弄醒，他可能会以为你要伤害他。

相反地，处理夜间哭闹有时要顺其自然，父母只需要站在旁边，确保宝宝不会伤到他自己就行了。

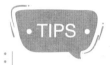

按摩帮助睡眠

对于总是夜间哭闹的宝宝，父母为其按摩，可收到一定的效果。方法为：父母用大拇指从宝宝的拇指指尖处沿拇指外侧推向宝宝的掌根处，做50～100次；由无名指指尖沿掌面推向掌根处，做50～100次；沿前臂掌面正中，从腕关节推向肘关节，做20～30次；从腕关节沿前臂大拇指侧面向肘关节推30次，掐掐宝宝手掌面与腕的横纹中点；掐掐宝宝手指尖的十宣穴；揉宝宝头顶百会穴20～50次；自下而上为宝宝捏脊3遍。

宝宝吃奶时哭是怎么回事

吃奶对宝宝来说是一件快乐和幸福的事情，如果没有任何不适，宝宝是不会哭的。宝宝吃着奶突然哭起来，可能是以下原因：

呛奶

宝宝吃奶时被奶呛到就会哭。这种现象一般会出现在有奶冲现象的妈妈身上，此外，宝宝吃奶比较急也会呛奶。此时，妈妈可以按照奶冲的处理方法，将食指和中指分开呈剪刀状夹住乳房前半部分，降低乳汁的流速，宝宝就不会被呛到了。

吃不到奶

一般发生在乳汁比较少的妈妈或者含乳不正确的宝宝身上。乳汁较少或者宝宝含乳不正确，只含住乳头，吸不到奶，宝宝就会哭。妈妈需要调整宝宝含乳的方式，乳汁较少的妈妈需要催乳，或者进行混合喂养。

口腔疼痛

有鹅口疮的宝宝吃奶时会刺激口腔，引起疼痛性哭泣。患了鹅口疮的宝宝，需要积极治疗。鹅口疮痊愈后，宝宝吃奶也就顺利了。

厌奶

厌奶一般发生在宝宝3~8个月的时候，当宝宝厌奶时，妈妈若硬塞给宝宝吃，宝宝就会在每次吃奶时哭闹。所以，遇到宝宝厌奶期，妈妈不要强行哺喂宝宝，可将每次喂奶的间隔时间延长，慢慢地帮助宝宝度过厌奶期。

宝宝突然大哭不止要重视

宝宝若突然大哭不止，妈妈要留意宝宝是否患了肠套叠。肠套叠是一种严重的肠道疾病，即一段肠管套叠入另一段肠管里。宝宝发生肠套叠的病例总体上并不常见，但是一旦发生需要尽快处理治疗。肠套叠多发生于4~10个月的宝宝，且男宝宝患此病的概率比女宝宝高。

宝宝发生肠套叠的典型症状是阵发性腹痛、呕吐和血便。肠套叠引起的疼痛比较剧烈，宝宝在啼哭的同时双腿屈曲，有时宝宝还会疼得面色苍白、额头冒冷汗等。有些在疼痛的同时会有呕吐现象。在宝宝哭闹时，揉他的肚子，能够在右上腹或腹部正中摸到肿块。

当阵发性疼痛过去之后，宝宝又会恢复正常，停止哭闹，但不久又会因为疼痛大声哭闹、呕吐，安静和哭闹的时间间隔会越来越短。此外，大约有一半患肠套叠的宝宝在发病后4~12个小时可出现暗红色果酱样便或深红色血水便。这时候一定要及时就医了，否则可造成肠管缺血或坏死等。

在送医的途中，不要给宝宝吃喝任何东西，以减轻胃肠的压力。另外，不要随意使用止痛药物，以免遮盖病情。

治疗肠套叠一般用灌肠的手段，但如果超过48小时，或者灌肠失败，或者肠穿孔了，则需要手术。

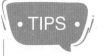

肠套叠没有很好的方法可以预防

目前，宝宝发生肠套叠的具体原因未知，所以并没有很好的方法可以预防宝宝发生肠套叠，父母唯一可以做的是及早发现，及早就医。

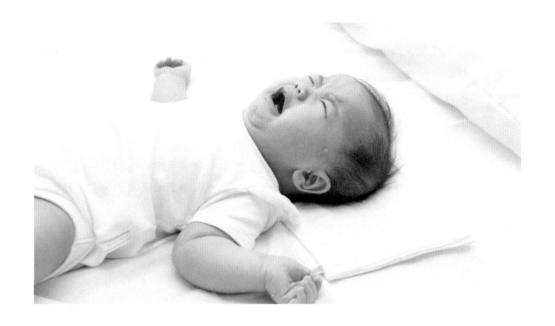

宝宝哭闹时怎么哄

宝宝哭闹的时候，不管什么原因，千万不要不理不睬。在查看可能引起宝宝不适的因素后，妈妈可以试试以下几种止哭小窍门：

紧紧包裹宝宝

大多数宝宝喜欢被毯子紧紧包裹的感觉，这会让他感觉好像又回到妈妈的子宫里，温暖而安全，很容易就能安静下来。

让宝宝听听你的心跳声

把正在啼哭的宝宝抱起来，让他的头部贴着妈妈的左胸。这是为了让宝宝听到妈妈的心跳声。据说出生1个月内的宝宝听到这种声音后，马上就不哭了。因为宝宝在母亲体内已经听惯了这个声音，对此十分熟悉。所以，当他哭闹不停时，试着让他听到妈妈的心跳声，让他回忆起自己在子宫内的状态，很容易就能安静下来。

让宝宝脸朝外侧卧

安抚宝宝时，不要让宝宝的脸对着妈妈的胸口，闻到母乳的味道会让他更容易哭闹。正确的方法是让他脸朝外，侧卧，让宝宝保持在母体时的姿势。

在宝宝耳边发出嘘声

在宝宝耳边不断地发出嘘声，宝宝哭得多大声就嘘得多大声，这同样有利于宝宝安静下来。

轻轻摇晃宝宝

宝宝在充满羊水的子宫里时，其实一直都在晃动着，无论妈妈是在走路、坐着看电视或是睡觉时翻身，每时每刻都在晃动着。所以，有节奏的晃动对宝宝非常管用，会让宝宝感觉非常舒服和放松。不过要提醒妈妈，在摇晃宝宝时强度要适当，不能过于激烈，轻轻晃动即可。

听听"噪声"

宝宝还在子宫内时，听到的声音挺杂乱的。所以有时宝宝反而会因为听到杂乱的声音而停止哭闹。如单调的流水声、收音机的嘈杂声、吸尘器的嗡鸣声等，不妨试一下吧！

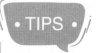

妈妈要耐心对待爱哭闹的宝宝

宝宝睡觉不踏实，很快就醒，无病无痛，但常常啼哭。这样的宝宝可能是希望别人多陪伴，不愿意自己待着，并没有什么严重问题，只是更敏感一些。妈妈要多些耐心，及时满足他的要求，当宝宝长大一些，就不会这样了。

宝宝哭闹要不要抱

宝宝哭闹时，父母本能地想去拥抱、安抚他，但老一辈却告诫说，不要常去抱宝宝，不然他被抱习惯了，以后长大太依赖人，无法独立。到底怎样做才是正确的呢？

3个月以内——及时抱起他，满足他的需要

当胎儿从母亲子宫里分娩出来，他就变成了一个需要被呵护的婴儿，而这一点被婴儿来到世间的第一声啼哭充分地表达出来。在子宫里的时候，胎儿通过脐带从母亲身体里获得需要的一切营养，来到这个世界以后，他通过啼哭从抚养者那里获得所需要的营养与关爱。啼哭是宝宝表达需要最有力的工具。

宝宝哭闹常见的原因有饥饿、排泄、冷热、身体不适以及与人沟通的需要等。对3个月以内的宝宝，细心的妈妈要分清宝宝因为什么而啼哭，然后及时抱起宝宝，满足宝宝的需要。

3个月以后——及时回应他，延迟抱起的时间

随着宝宝月龄的增加，他可能学会了用哭来获得父母的"陪伴"，这时父母需要做的是，及时回应宝宝的哭闹，但可延迟抱起宝宝的时间。当宝宝无故哭闹时，父母不要急着去抱他、哄他，可以先回应宝宝，但是稍稍延迟抱宝宝的时间，带着笑容，用温柔的语言和宝宝说说话。

哭也是一种运动，妈妈不要太着急

妈妈照顾宝宝也不需要时时刻刻无微不至、过度紧张，偶尔偷一下懒，让宝宝小哭一下反而是好的。宝宝的哭不仅是一种语言信号，也是一种有益的全身运动。因为宝宝啼哭时头部转动，四肢像做体操一样不停地挥动，腹部起伏，肺活量增加，新鲜空气被大量吸入，废气被大量排出。同时全身血液循环加快，代谢增强，对宝宝生长发育有益。所以，对于不是因为疾病或其他不适原因引起的啼哭，可以适当地让宝宝多哭一会儿。当然，不宜让宝宝哭得太久。过长时间剧烈的啼哭会使宝宝声带充血，过度消耗体力。

有时候妈妈要让宝宝有机会学习自我安抚情绪，如吸吮自己的手指，或者抚摸小毛巾、小玩具，能帮助他们从焦躁的情绪中平复下来。

不要强烈拒绝宝宝的需求

有的宝宝天生比较敏感，如果他哭，大人就是不抱，他可能更没有安全感，更想要抱。

对于这种宝宝，大人一定要多抱宝宝，抱到宝宝不需要抱为止，而不是强烈地拒绝宝宝。需要抱是宝宝的一种本能。人有适应外界环境的本能，没人抱他就得自己适应，但这对宝宝的心理成长来讲，是一种不良的体验，宝宝会没有安全感。无论是小孩，还是我们大人，都不希望有这样不良的体验和经历。

但是有一些宝宝本身不需要抱，自己就能睡得很好，如果家里人过度疼爱，无论什么时候都抱着，那么宝宝独自睡觉的能力就会受到影响，就会总让大人抱着。

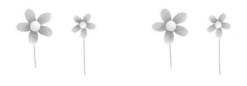

身体清洁与日常护理

宝宝洗澡可使用浴床

宝宝的身体柔软，洗澡时全依赖妈妈的力量，通常需要几个人来帮忙，而且宝宝哭闹起来很容易造成扭伤、呛水，因此给宝宝洗澡成了妈妈的大难题。建议经常独自给宝宝洗澡的妈妈，可以给宝宝准备一个优质的浴床。宝宝可斜躺在上面，减轻妈妈的负担，即便没有他人的帮助，妈妈一个人也能轻轻松松地给宝宝洗澡。

给宝宝使用浴床要注意以下几点：

1.宝宝洗澡前需要提前准备好洗澡用品，以防手忙脚乱。

2.宝宝在浴床上时，妈妈手不要离开宝宝，以防宝宝侧翻入水。

3.给宝宝洗头时，妈妈一只手托着宝宝的后颈部，另一只手轻轻揉洗。

4.洗澡完毕后，一定要先擦干宝宝的头部，以防着凉。

洗护用品 1 周用 1 次即可

一般来讲，洗脸只用清水即可。沐浴液可以购买洗头、洗澡功效二合一的产品。洗澡一周用一次沐浴液即可。如果头上有奶痂，每周可以用沐浴液洗两次头，如果没有奶痂，同洗澡一样，每周一次即可。

洗完后，不要给宝宝使用润肤乳，更不要用奶水擦脸，或者顺手涂抹大人的护肤品，宝宝皮肤不易吸收，容易残留在身体上，反而滋生细菌，造成感染。

妈妈要了解各种婴幼儿洗护用品的作用，以保证宝宝的卫生及安全。虽然很多婴幼儿洗护用品都声明没有任何伤害，但毕竟是化学产品，而宝宝的皮肤又极其娇嫩，频繁使用很容易刺激皮肤，引起过敏，所以最好不要频繁使用。

婴儿洗护用品怎样正确使用

婴幼儿洗护用品主要有婴儿香波、婴儿润肤油、婴儿沐浴精、婴儿沐浴乳、婴儿皂、婴儿湿纸巾等，主要的功能是清洁。

妈妈要学会正确使用常用的婴幼儿洗护用品，如：

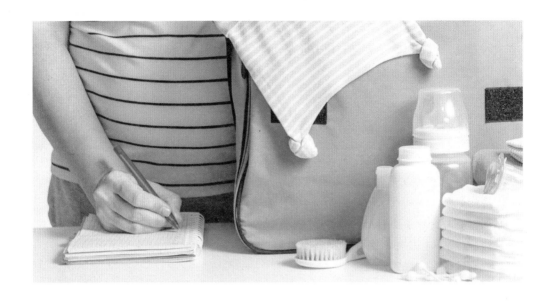

湿纸巾

用来清洁宝宝的脏手、脏脸等，使用方便，特别适合带宝宝外出时使用。

护臀用品

护臀用品是在霜、膏或乳液中加入杀菌及抗水剂，有预防尿布疹和保护臀部皮肤的作用。需要注意的是，洗护用品中的护臀膏与药品中的护臀膏不同，前者的功用是日常臀部皮肤的防护，而后者主要用于治疗尿布疹。

婴儿防晒露与婴儿晒后护理露

前者主要功用是防护宝宝皮肤在日光下晒伤；后者为一种乳液，通常用于皮肤日晒后，可减轻日晒对皮肤的损伤，如红肿、过敏等。注意，太小的宝宝防晒时可不用防晒露，外出尽量打伞、戴帽子或者待在阴凉处。

洗澡时不要让宝宝盯浴霸

浴霸是靠强光来升温的，它释放的能量和强度必定是极高的。就算是成年人，盯着浴霸的强光时间长了，眼睛也受不了，更何况是宝宝。所以，宝宝在洗澡时，如果开了浴霸，妈妈要注意别让宝宝盯着浴霸，妈妈可以用自己的身体遮挡一下光线，别让浴霸的光直射宝宝的眼睛。把宝宝放进浴缸后，妈妈看看宝宝的瞳仁里是否有浴霸的影子，然后调节自己的位置，直到宝宝看不到浴霸为止。另外也可以用白纸或者白布将浴霸蒙起来，避免其给宝宝带来危害。

6个月以后的宝宝已经能够盯着一个地方注视很久，且特别喜欢看灯光，包括生活中闪光灯、荧光灯、浴霸灯、LED屏等光源，所以妈妈要注意，避免宝宝盯着强光看，以免影响宝宝视力发育。

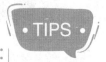

婴儿视力发展情况

婴儿视力发展情况：新生儿视力差，只能模糊地看眼前的东西，1个月后能聚焦20～30厘米远的东西。4个月后眼睛会随活动玩具移动，开始手眼协调，有时会伸手去接触物体。6个月时，产生色觉，能分辨颜色，能注视较远的物体。8个月时，能注视画面上的单一线条，视力大约0.1。如不是这样，就应该带宝宝去医院检查。

发生这些情况不要给宝宝洗澡

当宝宝处于以下情况时，妈妈应避免给宝宝洗澡：

1.宝宝发热、呕吐、频繁腹泻时，不能给宝宝洗澡。

2.宝宝打不起精神，不想吃东西甚至拒绝进食，有时还表现出伤心、爱哭，这可能是宝宝生病的先兆或者是宝宝已经生病了。这种情况下给宝宝洗澡势必会加剧宝宝的病情。

3.若遇宝宝发生烧伤、烫伤等外伤，或有脓疱疮、荨麻疹、水痘、麻疹等，不宜给宝宝洗澡。这是因为宝宝身体的局部已经有不同程度的破损、炎症和水肿，洗澡会带来进一步的损伤，引起感染。

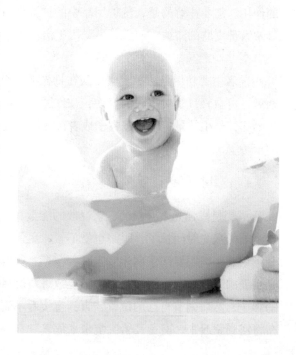

4.宝宝打完预防针24小时内不要洗澡，以防感染，一定要严格按医生的要求做。如果是炎热的夏季，宝宝出了很多汗，可以用湿毛巾给宝宝擦身体，避开打针的部位。

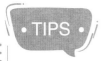

宝宝患轻微感冒可以洗澡

如果宝宝只是轻微的感冒，不用停止洗澡。这时候洗澡反而有助于促进感冒痊愈，因为洗澡可以促进血液循环，增强抵抗力。不过，一定要注意做好保温工作，并尽量缩短洗澡时间。

不要整天让宝宝待在空调房内

不要让宝宝整天待在空调房内。宝宝皮肤薄嫩，皮下脂肪少，毛细血管丰富，体温调节中枢尚未发育完善。如果长时间待在空调房内，宝宝容易受冷空气侵袭，毛细血管收缩，汗毛孔紧闭，体内热量散发不出来，容易引起感冒、发热、咳嗽等病症，俗称"空调病"。而且，开空调就必须关闭门窗，这样房间里的空气会比较差，加上空调房里干燥，宝宝整天待在空调房里容易引起呼吸道感染。

另外，少量的出汗是有利于宝宝身体健康的，所以妈妈不要整天让宝宝待在空调房内，每天清晨和黄昏时，应带宝宝到阳台上活动，可让宝宝呼吸新鲜空气，加强身体的适应能力。与此同时，把房间的门窗都打开，通通风，每次至少20分钟。

宝宝的毛巾要定期更换、消毒

宝宝的毛巾应该勤洗勤换。宝宝如果长时间用一块毛巾，毛巾很容易变硬，从而弄伤宝宝的皮肤，同时毛巾使用时间过长，也会滋生多种细菌，危害宝宝健康，所以宝宝的毛巾要定期更换。

细菌喜欢温暖潮湿的环境。毛巾长时间处于温暖潮湿的环境，便成了细菌滋生的乐园，加之人体皮肤上的油脂、灰尘、水中的杂质、空气中的细菌等沉积在毛巾上，再用这样的毛巾擦拭皮肤，不仅起不到清洁的作用，反而会玷污皮肤、堵塞毛孔。

在宝宝洗澡时宜先用沐浴露，再用清水冲洗干净，最后用干毛巾擦干，这样可以减少人体上的脏物对毛巾的黏附。毛巾用完后要及时清洗干净，每隔几天用开水煮10分钟消毒，晾挂处要通风，最好能及时烘干或晒干。

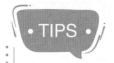

防止毛巾滋生细菌的小窍门

先用白醋浸泡半小时，然后拿着毛巾的一个角，抡着圈甩一会儿，把毛巾上的小线圈都甩开了，最后用清水冲洗干净，晾干再用，这时毛巾摸上去会很松软。

不要过度清理宝宝的鼻腔

正常鼻腔黏膜分泌出的分泌物不一定就是"垃圾"。这些分泌物有清除灰尘细菌的功能，是预防感染的一道防线。经常给宝宝清理鼻腔，会使分泌物变得越来越多，因为鼻腔黏膜受到过度刺激后，分泌会更加旺盛。过度清理也会导致鼻腔黏膜轻度受损，反而易受致病菌的侵袭。有时候宝宝经常打喷嚏、流鼻涕也是由于过度清理所致，并非鼻炎。

因此，只要不影响宝宝呼吸，妈妈不要刻意清理宝宝的鼻屎，有时候宝宝会自行以打喷嚏的方式来排出鼻腔内的异物或鼻屎。

吸鼻器如何使用

宝宝因为生病而流鼻涕时，鼻涕比较难清除，这时妈妈可以使用吸鼻器来帮宝宝吸出鼻涕，这样宝宝会感觉更加舒服。吸鼻器清理鼻腔的方法如下：

1.准备吸鼻器（婴幼儿用品专卖店有出售）、小毛巾、小脸盆、医用棉签等。

2.将小脸盆里倒好温水，把小毛巾浸湿、拧干，放在鼻腔局部热湿敷。也可用医用棉签蘸少许温的生理盐水（甩掉水滴，以防宝宝吸入），轻轻湿润鼻腔外三分之一处，注意不要太深，避免引起宝宝不适。

3.使用吸鼻器时，一只手轻轻固定宝宝的头部，另一只手将吸鼻器轻轻放入宝宝鼻腔里。

4.用吸鼻器将分泌物吸出，反复几次直到吸净为止。需要注意的是，操作时一定要十分小心，避免碰破宝宝的鼻腔黏膜。

爽身粉使用方法要得当

爽身粉有吸收水分、减少摩擦的作用，可以保护宝宝娇嫩的皮肤，但如果使用不当，反而会造成伤害。

首先，不要大量使用。爽身粉本身会干结，如果在身体褶皱中，会加大褶皱处皮肤的摩擦力，进而引起或加重皮肤糜烂。特别是出汗较多时，尽量少用或不用爽身粉。因为擦上爽身粉，宝宝出汗，浸湿的爽身粉就会糊在皮肤上，刺激皮肤，爽身粉中的一些化学成分还可能被皮肤吸收。

其次，不要用粉扑拍打。正确的做法是妈妈洗干净双手，将适量爽身粉倒在手中，双手对搓，使爽身粉在手掌表面形成薄薄的一层，然后将手掌在宝宝的皮肤上轻轻滑动，擦到宝宝身上即可。

注意，不要将爽身粉擦到女宝宝的会阴部，爽身粉可能沾染了汗渍，容易引起阴部感染。

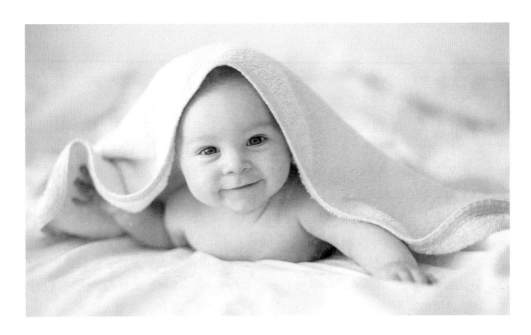

宝宝的衣服要多晒太阳

阳光具有很好的杀菌效果，宝宝衣服清洗后，最好放在阳光下晒一晒。

晾晒宝宝衣物时，需晾在通风且阳光照射得到的地方。衣物最佳的晾晒时间为早上10点到下午3点，如果连日阴雨，可将衣物晾到快干时，再拿去热烘10分钟左右。天气不好时，晾过的衣服摸起来会凉凉的，在给宝宝穿之前用吹风机吹一下，让衣服更为干爽，不过这样的效果不如直接用阳光暴晒杀菌的方式好，假若天气许可，仍以自然晾晒为第一选择。

宝宝的枕头、被子、褥子等床上用品也要经常在阳光下暴晒，不但能起到杀菌消毒的作用，还能使其更松软，让宝宝睡得更舒适。

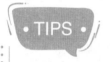

不要在宝宝衣服里放合成樟脑丸

合成樟脑丸是家庭常用的防止衣服被虫蛀的化学用品，其主要成分是对二氯苯或萘酚，具有强烈的挥发性。当宝宝穿上放置过合成樟脑丸的衣服后，其中的有害物质可以通过皮肤进入血液，使大量的红细胞被破坏，导致急性溶血，不利于宝宝健康。因此，存放宝宝的衣物时不要用合成樟脑丸。

如何给宝宝增减衣物

宝宝和成人的体温相同，只是宝宝的体温调节中枢功能发育尚不完善，对温度的调节能力较差而已。因此，一般健康的宝宝平时穿着比大人稍微多一点儿就可以了，体质差的宝宝比成人多穿1~2件衣服也足够，体质好的宝宝和大人穿一样多就可以。半岁以上的宝宝要比大人少穿。因为这个阶段的宝宝好动，他们不怕冷。

父母一般都倾向于给宝宝保暖，经常给他多穿衣服，然而太热对宝宝也不好，其实防暑和保暖同样重要。如何把握，最关键就是父母要学会判断宝宝是冷还是热。

判断冷热，可以摸摸宝宝的手心、脚心，这两个地方如果温暖，就说明宝宝不冷，但是因为手脚是肢体末端，有时候并不能准确传达体温，最好是摸宝宝的后颈部，如果这里温暖干燥，说明宝宝冷热刚刚好；如果潮湿多汗，说明太热了。

另外，通过眼睛观察也可以帮助判断冷热。如果宝宝脸色、手脚颜色略显青紫，说明太冷了；如果脸色潮红，额头多汗，就是太热了。

如果宝宝因穿得太多而大汗淋漓，要马上减少衣服。

如何引导宝宝配合大人穿衣服

宝宝还没有主动穿衣服的意识，肢体的协调性也比较差，有的宝宝觉得穿衣服的过程很不舒服，会产生抗拒情绪，又是哭闹又是挣扎，父母给他穿脱衣服就会比较费劲。这时父母重点要教宝宝学会配合。

父母在给宝宝穿衣服时动作一定要轻柔，同时要多跟宝宝说话，告诉宝宝衣服的颜色，各部位的名称，有什么样的作用，应该穿在哪里，怎么穿，等等。同时把穿衣服变成一项游戏，比如在给宝宝穿裤子时，妈妈可以自己编一些儿歌，一边抓住宝宝的小脚丫往裤腿里塞，一边说："小鸭小鸭钻山洞，钻到一半不见了，妈妈到处找小鸭。"然后问宝宝："宝宝的脚丫哪里去了呢？怎么不见了？你自己找找看。"这时候宝宝的注意力就会集中在裤腿上，最后妈妈趁机将宝宝的脚丫从裤腿里拽出来，惊喜地跟宝宝说："原来小鸭在这儿呢！"这样不但可以引起宝宝的兴趣，同时还能加强宝宝对语言的理解能力。

对婴儿期的宝宝来说，"脱"是一个很重要的动作。可以在宝宝头上戴一顶帽子，并抱着他照镜子，指着帽子说："宝宝戴帽子。"然后示范把帽子摘下来，说："宝宝摘帽子。"重新给宝宝戴上帽子，引导他自行拉下帽子。当宝宝能主动拉下帽子时，就说明他有了主动参与的意愿，这对引导他配合穿衣服很有好处。

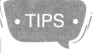

袖子不往衣服里跑的妙招

冬天宝宝衣服穿得多，穿衣服时里层衣服的袖子总是往上跑，每次都要费半天劲把袖子拉出来，既麻烦又浪费时间。要解决这个问题，用一个塑料袋就可以。将塑料袋套在宝宝手上（塑料袋要套到宝宝小臂以上），让宝宝攥紧，然后再给宝宝穿上外层的衣服。穿好后把塑料袋拉出来就可以了。

宝宝打嗝怎么处理

宝宝打嗝是极为常见的现象，不是病。宝宝为什么容易打嗝的原因还不是很清楚，目前认为是由于小儿神经系统发育不完善，导致膈肌痉挛，所以打嗝的次数会比成年人多。

宝宝打嗝看起来很不舒服，而且每次打嗝时间基本超过1分钟，要想使宝宝停止打嗝，如宝宝是因为吃奶太急而打嗝，妈妈可试试用手指弹击宝宝足底，使宝宝大哭几声，就能帮助宝宝止嗝了。如果没有停止，可再来一次。注意，一定要让他哭出声来，并多哭几声，妈妈不要心疼，宝宝哭上几声，比持续打嗝要舒服得多。有时候宝宝的哭，有利于锻炼身体，并无害处。

对于月龄大一点的宝宝，妈妈可以试试给宝宝听音乐的方法，或在宝宝打嗝时逗引他，以转移他的注意力而使其止嗝。或者在宝宝耳边轻轻地挠痒，并和宝宝说说话，这样也有助于止嗝。

宝宝不肯洗脸怎么办

宝宝不愿意洗脸的原因，或是怕黑，或是因为水弄到眼睛里了，或是被毛巾擦疼了。所以，妈妈给宝宝洗脸时动作要温柔一些。

宝宝皮肤很娇嫩，洗脸时如果按照成人的洗脸方式，可能会弄疼宝宝。宝宝的记性很好，如果第一次洗脸时弄疼了宝宝，以后宝宝肯定就会不配合了。所以，妈妈每次给宝宝洗脸的时候，可先准备好温水，让宝宝坐在凳子上，然后用纯棉纱布蘸些水，轻轻地把宝宝的脸打湿，然后轻轻地在宝宝脸上揉一揉并按摩几下，边洗边跟宝宝说话，多夸夸宝宝。

此外，妈妈也可使用一些小技巧，让宝宝喜欢上洗脸。

1.让宝宝选择洗脸用具。把东西放在宝宝够得着的地方，让宝宝自己挑选洗脸用品，宝宝用起来会更有兴趣。例如，1～2岁的宝宝喜欢印有动物、卡通小人的毛巾。

2.要调动宝宝对洗脸的兴趣。比如，大人做个示范，把洗脸和玩结合起来，引起宝宝的兴趣。

3.给玩具娃娃洗脸。一般来说，宝宝都喜欢模仿，妈妈可以拿个玩具娃娃，一边给宝宝洗脸，一边给它洗脸，也可以让宝宝给玩具娃娃洗脸，同时妈妈给宝宝洗脸，慢慢地，宝宝可能会喜欢上洗脸。

4.表扬宝宝。洗完后夸奖宝宝，他会喜欢的。

怎样给宝宝洗头

宝宝皮脂分泌旺盛，易导致皮脂堆积于头皮，形成垢壳，堵塞毛孔，阻碍头发生长。因此，合理洗发对宝宝的头发生长十分重要，妈妈要了解给宝宝洗发的要点：

1.水温保持在38～41℃。

2.选择婴儿洗发水，不用成人洗发用品。因为成人洗发用品过强的碱性会破坏宝宝的头皮皮脂，造成头皮干燥发痒，缩短头发寿命，使头发枯黄。

3.勿用手指抠挠宝宝的头皮。正确的方法是用整个手掌，轻轻按摩头皮，炎热季节可用少许宝宝护发素。

4.洗发的次数，夏季1～2天1次为宜，春、秋、冬季3～4天1次。

如果宝宝不喜欢洗头，妈妈可以这么做：在洗头时让宝宝的身体尽量靠近妈妈的胸部，较密切地与妈妈的上身接触，洗头时，妈妈不断地说："宝宝乖，现在妈妈给你洗头，妈妈在身边……"以增加宝宝的安全感。另外，针对宝宝害怕水进入眼睛的情况，可以在洗澡的时候让宝宝自由玩水，这样，也许能帮助宝宝消除紧张、恐惧的心理。

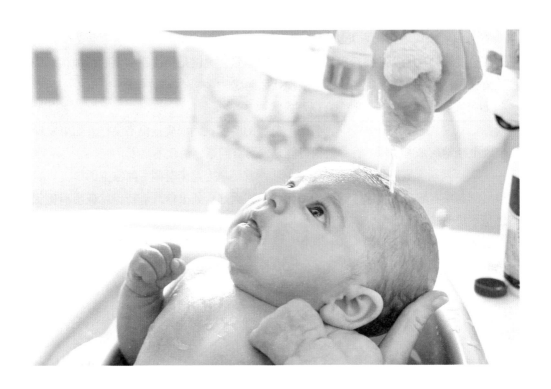

大小便管理

宝宝满月后大小便会减少

满月后，大部分宝宝大小便次数都会相对减少。母乳喂养的宝宝差异较大，有的宝宝一天大便五六次，有的大便仅一次；奶粉喂养的宝宝，大便次数相对较少，一天一两次，甚至隔天一次。但也有例外，有便秘家族史的宝宝，即使是母乳喂养，大便次数也比较少；部分奶粉喂养的宝宝甚至会出现一周大便两三次的情况。只要宝宝精神好，吃睡正常，大便多或少，妈妈不必太担心。

此时的宝宝每天尿六七次或十余次都是正常的，有的宝宝一整夜都不小便，妈妈也不要担心，看看白天小便情况，白天尿泡大，次数也不少，就没有关系。特别是夏天，宝宝的小便要少一些，因为水分容易通过皮肤蒸发掉，因此，妈妈需注意给宝宝补充水分。

宝宝大便中有奶瓣是怎么回事

有时候宝宝放屁带出点儿大便，污染了肛门周围，偶尔也有大便中夹杂少量奶瓣，颜色发绿，这些都是偶然现象，妈妈不要紧张，关键是要注意宝宝的精神状态和食欲情况。只要精神佳、吃奶香，一般没什么问题。

如果宝宝消化不良，一般会有以下症状：

睡眠："胃不和则卧不安"，胃肠不舒服的时候，睡眠质量也不会好。如果发现宝宝晚上睡觉翻来覆去睡不香，就很可能是胃肠有问题，消化不良了。

口气：判断宝宝消化状态的最直接方法，就是早上起床时闻一闻宝宝的口气。如果口气闻起来有酸臭的气味，就证明消化状态不太好；如果口气清新，就证明消化状态还是不错的。

舌苔：健康的宝宝舌头为淡红色，舌苔若有若无。如果宝宝的舌头上覆盖了一层白色的舌苔，是消化不良的表现。

大便：如果宝宝的大便频率、时间较平时有所变化，比如平时每天都排便，现在两三天才一次，或者宝宝连续几天大便中都有奶瓣或泡沫，那么宝宝也可能是消化不良。

如果发现宝宝有以上症状，妈妈首先要想想是不是给宝宝吃得太多，如果是，就要适当减少奶量，同时妈妈也要少吃不易消化的食物，比如脂肪含量高的食物。

换尿布或纸尿裤要注意时机

有的妈妈怕宝宝包着湿尿布或纸尿裤不舒服，不管什么时候，只要宝宝尿湿了就会马上给宝宝换掉。正常情况下，是湿了就换，这样能让宝宝更舒服。但是宝宝睡觉时尿湿了不用更换尿布或纸尿裤，而是应该等宝宝醒了再换，以免影响宝宝建立正常睡眠周期，如果宝宝感觉不适会自然醒来。

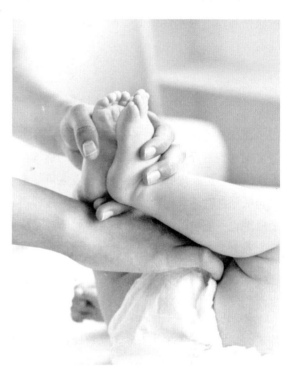

另外，宝宝可能会在喂奶时或喂奶后马上大小便。如果宝宝没有吐奶的现象，妈妈可以帮其更换尿布或纸尿裤。如果宝宝有吐奶现象，最好先竖着将宝宝抱起，拍拍后背，待宝宝打饱嗝后再轻轻地给宝宝换尿布或纸尿裤。对于经常吃完奶就尿的宝宝，可以在吃奶前换一块干净的尿布或纸尿裤，尿后不用立刻换。但如果是大便则必须及时更换。

通常情况下，早晨醒来、睡觉前和洗澡后都必须更换干净的尿布或纸尿裤。

纸尿裤要勤换

妈妈要勤给宝宝换纸尿裤，新生儿通常24小时要换上10多次。随着宝宝的不断成长，纸尿裤的更换次数会逐渐减少，开始时白天每3个小时要换一次，晚上可以一夜换1~2次，宝宝6个月后，每天可以4~6个小时换一次。如果宝宝有大便拉在纸尿裤上，应马上更换，并且用温水清洗宝宝臀部。清洗之后，一定要等小屁股完全干燥了，再换新的纸尿裤。倘若小宝宝屁股上有些发红，妈妈可在医生指导下涂抹一些软膏来缓解宝宝屁股发红。

婴儿的皮肤娇嫩，因此对于纸尿裤的挑选，父母应多花一些心思，尽量从正规商场、超市购买。妈妈在给宝宝购买纸尿裤时，还需要注意：秋冬季节使用的纸尿裤应是加厚、吸水性强的，而春夏季则不能只注重厚度和吸水强度，应选择轻薄透气的。

纸尿裤使用要得当

纸尿裤使用不当会伤害娇嫩的宝宝，比如纸尿裤包得太紧会影响宝宝下肢活动，令宝宝感到不舒服，还会降低纸尿裤的透气性。宝宝皮肤娇嫩，包裹太紧会摩擦宝宝大腿内侧，造成皮肤破损感染，女宝宝可能会引发外阴炎和尿道炎。所以，妈妈给宝宝包纸尿裤时不宜过紧，包好后粘贴处能伸进去两个叠在一起的手指头为宜。当然，纸尿裤也不能包得过松，如果后腰处经常漏便便和尿尿出来就说明包松了。

换好新的纸尿裤后还要拎起宝宝的腿，用食指把一圈防漏边勾好，侧面裤边要拉出来将平，这样做能避免磨伤宝宝的腿。换的过程中要注意纸尿裤的粘贴处要粘好，不要粘到宝宝的皮肤。

妈妈应在给宝宝洗屁屁或洗澡时检查宝宝的屁股是否有红肿，大腿是否有勒痕。如果有，要及时涂沫凡士林，并暂停使用纸尿裤。

尿布疹怎样预防

尿布疹的症状是在宝宝肛门周围、臀部、大腿内侧及外生殖器，甚至大腿外侧等地方出现皮疹，初期发红，继而出现红点，甚至出现鲜红色斑点，私处红肿。严重的会出现丘疹、水疱、糜烂。

预防尿布疹，关键是要及时清洗臀部，及时更换尿布或纸尿裤，保持臀部干燥。切忌用碱性的皂类清洗，应用水、柔和的宝宝湿纸巾等清洁，在宝宝的臀部薄薄地涂抹一层宝宝护臀霜，可有效预防和治疗尿布疹。

还可在擦干臀部水分后，涂上凡士林，以预防"红屁股"。

在尿布疹严重时，可让宝宝的臀部暴露在空气中，以保持皮肤干爽。

长期用纸尿裤不会导致罗圈腿

很多妈妈担心，纸尿裤比较厚，尤其是存了几泡尿后的纸尿裤更厚。宝宝正处于骨骼发育的阶段，大腿根部长期被纸尿裤挤开不能并拢，长此以往，宝宝会不会变成罗圈腿？这种担心是没有必要的。有医学机构通过大规模人群追踪调查，完全排除了纸尿裤和罗圈腿的关联。

其实，宝宝出生后，双腿也是分开的，膝盖弯曲，像O形腿，这是宝宝的自然姿势。只要宝宝不缺营养，尤其是不缺钙，慢慢地就长直了，所以大可不必为此担忧。此外，纸尿裤影响宝宝生殖器发育的说法也是不科学的。

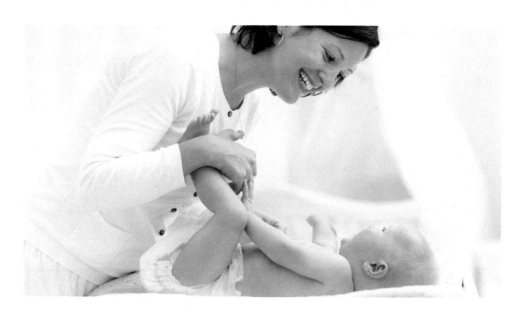

宝宝的大便什么时候成形

一般来说，母乳喂养的宝宝在添加辅食后，如米粉、烂面条、蛋黄、果汁、果肉等，大便的性状会发生改变，会变色、变硬，也就是大便成形了。

有的人工喂养的宝宝在没加辅食前大便就已成条状。有的人工喂养的宝宝也要等到添加辅食后大便才成形。只要宝宝生长发育正常，大便次数正常，妈妈就不要担心，一般情况下宝宝的大便都会在6个月左右成形。

不要给宝宝把尿

调查发现，晚上穿纸尿裤睡觉不把尿的宝宝，很多在2岁前后，甚至更早就能够控制夜尿，或者整夜憋尿到早上。而夜里把尿的宝宝，多数2岁时还需要父母半夜起来把尿。

白天也不把尿，或很少把尿的宝宝，更是普遍较早开始主动说要尿尿了，也较早开始会使用尿盆，或蹲下尿尿。

这是因为不把尿和少把尿的宝宝，一直以来都是依据尿意来排尿的，所以对尿意的掌握比较好。而过多把尿的宝宝，容易混淆根据尿意排尿和根据把尿动作排尿，对尿意的掌握很差。

所以，妈妈不要强迫宝宝把尿，自主排尿才是最重要的。如果把尿的时候，宝宝不配合，总是不排尿，但一放到床上，立刻又尿，妈妈也不要生气，这表明宝宝不喜欢把尿，不喜欢大人干预他排尿，那就不要强迫他了。

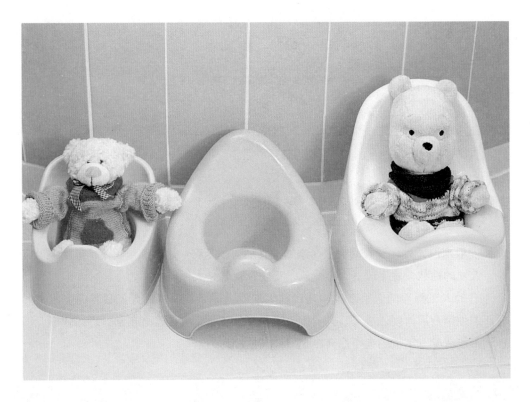

婴儿期睡眠管理

宝宝正处于成长期,睡眠要比成人多,相比成人,宝宝的睡眠对他们更为重要。在睡眠时,宝宝全身肌肉松弛,对外界刺激反应减低,心跳、呼吸、排泄等活动减少,各种器官恢复机能。人体内的生物钟支配着内分泌系统,在宝宝的睡梦中释放各种激素,让宝宝健康成长。所以,妈妈一定要让宝宝睡足、睡好、睡踏实!

宝宝睡觉时总用劲是怎么回事

很多妈妈发现宝宝睡觉时总是用劲,有时小脸通红,嘴里发出嗯嗯嗯的声音,有时候甚至哭起来。这是一种正常的生理现象,可能是由于宝宝在妈妈子宫里被包得很紧,出生后活动筋骨的表现,也可以形象地称这种现象为"长身体",所以当妈妈遇到这样的情况时先不要着急,只要没有其他异常,把它当成宝宝健康成长的过程看待即可。

宝宝 3 个月前不用睡枕头

3个月以内,婴儿的头部、颈部和肩背部尚处于同一水平位上,而婴儿头大,几乎与肩同宽,侧卧时头与身体处在同一水平位。也就是说婴儿的脊柱还没有开始形成人体的生理性弯曲,这个时候不要给宝宝用枕头。如果头被垫高了,反而容易形成头颈弯曲,影响宝宝的呼吸和吞咽,甚至可能发生意外。

随宝宝月龄的增长,3个月左右能够抬头了,脊柱的第一个生理弯曲,即颈部的曲线也就逐渐形成了,这个时候如果宝宝愿意,就可以给他用枕头了。如果宝宝这个时候不喜欢枕枕头,也不会损害脊柱的发育。因为宝宝的肌肉和骨骼的柔韧度都比较好,只要床的软硬度适宜,就不会对宝宝的脊柱带来影响。

宝宝总要人抱着睡怎么办

许多妈妈说自己的宝宝只能抱着睡,不能放,一放就醒。这主要是因为妈妈从一开始就随着宝宝的喜好,让他在自己怀里睡习惯了。所以,妈妈应该从一开始就习惯将睡着的宝宝放到床上,而不是一直抱在怀里。

要改掉宝宝要人抱着睡的习惯需要一段时间,妈妈应尽量在宝宝犯困的时候才让他睡，睡踏实了，把他放在哪里睡都无所谓了。如果宝宝是抱着哄睡的，放到床上就醒的话，那就让他醒着，不要再抱起来继续哄了，当然前提是宝宝放在床上醒了后不哭。久而久之，宝宝就不会这么依赖父母抱着睡觉了。

而且，宝宝睡眠浅，很容易醒来，这时妈妈不要急忙抱起，也不要理会他，也许过一会儿他又睡着了；倘若宝宝真的醒了，只要不哭闹，也不要急忙抱起他，让他在床上玩会儿。如果妈妈看见宝宝醒了就马上抱起，宝宝就会越来越习惯被妈妈抱着，一醒就会等妈妈来抱他，而失去了很多自我入睡或自己玩耍的机会。有时宝宝可能并没有睡醒，妈妈急忙将他抱起，可能会打扰到宝宝的正常睡眠，影响宝宝的情绪和身体发育。

夜间睡觉要关灯

宝宝睡觉时，妈妈要关灯，如果觉得不方便照顾宝宝，也要尽量将灯光调暗，并等到宝宝夜醒次数减少时，及时关灯睡觉。

不要一整晚都开灯睡觉，原因有以下几点：

1.一整晚开灯会使宝宝分不清白天和黑夜，而让宝宝适应昼夜更替，关键是要让他感受到昼夜的区别，所以妈妈要尽力为宝宝营造一个昼夜分明的睡眠环境。在白天的时候，宝宝的房间不必刻意保持昏暗，应该随时调节光线。在宝宝醒着的时候，拉开窗帘，让室内拥有明亮的光，睡着的时候可以将薄窗帘拉上，营造比较适合睡觉的环境，但不能把厚窗帘也拉上，以免宝宝错以为是黑夜了。到了夜里，则要适时拉好窗帘，关掉灯或将灯光调暗。久而久之，宝宝就会意识到，明亮的时候是白天，适合玩耍，昏暗的时候是黑夜，适合睡觉，正确的作息规律也就逐渐建立起来了。

2.开灯睡觉影响宝宝视力发育。宝宝在出生后头两年，是眼睛和焦距调节功能发育的关键阶段，光明与黑暗的时间多少，可能会影响宝宝视力的发育。因此夜间最好不要让宝宝经常在灯光下睡觉。

适时改变睡姿，睡出漂亮头型

宝宝的颅骨缝还没有完全闭合，头型没有固定，如果长期采用一种睡姿，宝宝的头型可能会不那么漂亮，比如长期仰卧的宝宝头型扁平，长期一个方向侧卧的宝宝头型歪偏，俯卧颧骨较高等。宝宝现在不会自己翻身调整睡姿，需要父母帮忙。父母把宝宝放到床上的时候，宝宝这次仰卧，下次就可以侧卧。侧卧或俯卧时要注意宝宝的耳朵，耳郭不要压向前方，以免变形。另外，侧卧或俯卧时，注意看护，防止宝宝窒息。

宝宝夏天能不能用凉席

宝宝并非不能睡凉席，只是不能睡那种特别凉的竹席，而应该选择草席，如亚草席、蔺草席。亚草席耐洗可熨烫，也不是特别凉，更适合宝宝用。蔺草席凉快程度适中，比较适合稍大的宝宝用，偶有起毛刺，但很柔软，不会伤害皮肤，但如果宝宝经常尿湿，就比较容易坏。

此外，为了宝宝的健康，妈妈在给宝宝睡凉席时要注意以下事项：

1.凉席使用前，不管是旧的还是新购买的，都要进行消毒，并在阳光下暴晒6个小时。暴晒的时候经常翻动，确保凉席每一个角落都得到了充分的日晒。

2.宝宝不要直接睡在凉席上，以免太凉或者产品质量不过关，毛刺伤到皮肤，最好先把床单或毛巾被铺在凉席上。

3.凉席要勤洗、勤晒，尤其在宝宝尿湿后更要及时洗涤，以免细菌、螨虫滋生，引起过敏。

如果宝宝在使用了几天凉席后出现了皮疹，可能是对凉席过敏，最好换一种或者将凉席彻底烫洗、暴晒后再使用。

宝宝睡觉出汗多是怎么回事

由于婴儿躯体绝大部分毛孔尚未开放，只有少部分的毛孔能够将汗液排出，所以一旦遇热就会发现婴儿满头大汗的现象。再有，婴儿自主神经系统发育不成熟，也易出汗。

对于宝宝来说，只要盖得偏多（睡觉时头部出汗太多可能与盖得太多有关）、运动（吃奶对宝宝来说是高强度的运动，还有哭闹），宝宝就特别容易头部出汗。由于宝宝的手主要处于握拳状态，手心也常出汗。

有些妈妈怀疑宝宝睡觉时汗多是缺钙，其实这些与缺钙关系不大。但如果排除以上情况，宝宝出汗还是很严重，妈妈可以带宝宝去医院做个检测，真是缺钙的话，可以遵医嘱给宝宝补点儿钙。

宝宝睡眠少会影响生长发育吗

一般0~3个月的宝宝，睡眠时间为11~19个小时。3~6个月的宝宝，平均每天睡12~15个小时，但宝宝个体间有差异，只要睡眠时间在10~18个小时就算正常；6~12个月的宝宝，睡眠最大的变化是次数减少了。如果宝宝的生长发育情况、精神情况、吃奶情况都良好的话，就没有必要担心。

宝宝白天睡觉有时会有短暂性的特点，可能半个小时到一个小时就会醒来，然后玩几个小时又会睡一会儿。这短暂的时间其实已经经历了浅层到深层的睡眠过程，白天和晚上睡觉是不一样的。有的宝宝白天睡得多，晚上却睡不踏实，这样反而会影响宝宝的生长发育。

生长激素的分泌高峰期是在晚上10点左右，所以一定要让宝宝在晚上八九点睡觉，这样晚上10点就能达到深层睡眠状态，宝宝才会长得好。如果宝宝晚上睡得踏实，白天就不要强求他睡觉，他想睡的时候就会睡的。

宝宝喜欢趴着睡可以吗

胎儿在母亲的子宫内就是腹部朝内，背部朝外的蜷曲姿势。这种姿势是最自然的自我保护姿势，所以宝宝喜欢趴着睡，宝宝趴着睡时会更有安全感，容易睡得熟，不易惊醒，有利于宝宝神经系统的发育。但是趴着睡容易窒息。所以，晚上睡觉时，最好让宝宝躺着睡。白天午睡或有大人照顾时，再把睡姿调整成趴着睡的状态，而且宝宝趴着睡时不要用太软的枕头，不要闷着宝宝。

其实，有一些宝宝是很适合趴着睡的，如患上气道阻塞、斜颈等问题的宝宝，可以尝试趴着睡，以帮助缓解病情。下巴小、舌头大、呕吐情形严重的宝宝，最好趴着睡。有一种状况要特别注意，宝宝有痰时，常常会呕吐，一旦有呕吐，要让宝宝趴下，使食物流出，才可再躺下，否则容易引起窒息。

需要注意的是，有一些宝宝不能趴着睡，否则就有危险。如患先天性心脏病、肺炎、感冒咳嗽时痰多、脑性麻痹的宝宝。还有某些病态腹胀的宝宝，例如患先天性肥厚性幽门狭窄、先天性巨结肠、胎粪阻塞综合征、肠套叠等疾病的宝宝。

宝宝睡醒后哭闹是为什么

大部分宝宝醒来后都会哭闹，有时是因为饿了，或者是看妈妈不在旁边而会以哭的方式吸引妈妈的注意，或表示要大小便。

宝宝睡醒后哭泣是一种正常表现，通常宝宝睡醒后最希望看到妈妈的脸，只要妈妈把宝宝抱起来安慰一下，多和宝宝说话或换一下尿布，宝宝就会止住哭声了。宝宝睡醒后如果高兴地冲你笑，或哼哼地和你说话、手舞足蹈，则说明宝宝已睡够了。

宝宝睡醒后，如果哭闹得厉害，抱着哄也不能止哭，且张合嘴唇做吞咽状，多为口渴或饿了，这时应先喂些温开水，然后给以哺乳或辅食。

若宝宝睡觉时突然尖叫或全身颤抖，继而大哭，面色发白，则多为受到惊吓所致。这时妈妈最好马上抱起宝宝，用脸触摸他并轻轻晃拍全身，柔声地安抚，使其尽快从惊吓环境回到妈妈安全的怀抱中来。

宝宝睡觉不踏实是怎么回事

宝宝夜间睡觉不踏实，很多人认为与缺钙有关，实际上也可能与胃肠道不适有关。如宝宝会因肠胀气出现睡眠不安。宝宝出现睡眠不安也可能与消化不良、食物不耐受或过敏、便秘等有关；个别宝宝睡眠不安可能与肠道寄生虫有关。对于睡眠不安的宝宝，应先从肠道考虑起。比如，宝宝若经常出现哭闹、频繁饥饿、睡眠不安、突然哭醒、排气过多等情况，很有可能是婴儿肠绞痛引起的。

除此之外，宝宝睡眠不安还可能跟出牙有关，不过出牙引起的睡眠不安会随着宝宝牙齿长出而消失。另外，盖太多、穿太多，宝宝觉得太热也会出现睡眠不安。还有一个就是憋尿，尤其是男宝宝，因憋了尿，感到

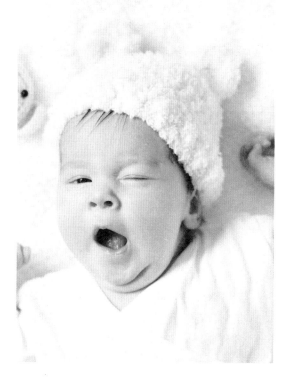

不适，于是宝宝就会表现为睡觉不踏实、来回翻身、哭闹。排尿后，宝宝就会继续安静地睡觉。

宝宝睡觉的时候会做梦

宝宝在长到一定月龄以后就开始做梦了，白天的活动在夜里会有呈现。宝宝在新生儿期，睡觉时就会不自觉地出现笑容，这是一种原始反射。到了六七个月的时候，宝宝还是会在睡着的时候出现笑容或扁嘴要哭的表情，有时候还能咯咯地笑出声，这就是做梦的表现了。

宝宝多大能睡整夜觉

宝宝如何睡觉，与其本身的性格有很大关联。有些宝宝几个月大就基本上能安睡一夜，有的要到两岁半甚至三岁才睡整夜觉。

有的宝宝6个月前睡得踏实，一晚上只起来吃一两次奶便可，随着月龄的增加，夜间反而更容易醒来，更不要谈睡整夜觉了。

当宝宝大一点儿时，导致其醒来的因素更多，比如出牙的不适，由于白天可玩的东西多，分散了他的注意力，到夜间才会感到疼得厉害。醒来吃母乳对宝宝来说是减轻痛苦的最佳途径。其他导致宝宝夜间频繁苏醒的原因包括尿片过湿，想撒尿，睡衣不舒服，衣着、被褥太多或太少，室温过高，吃得过饱或过少，生病不适，等等。

宝宝的睡眠不同于成年人

婴儿的睡眠迥异于成年人的睡眠。成年人入睡快，能够马上进入深睡眠状态；婴儿则入睡慢，需要在父母的帮助下，经由一段时间的浅睡眠状态而后进入深睡眠状态。相信大多数父母都有这样的经验：宝宝在怀里看似睡着了，但是一放下来就会大哭。这是因为他还没有进入深睡眠状态，还需要更多的安抚、拍哄、轻摇等。

宝宝枕头要常洗常换

有的妈妈发现宝宝夜间睡眠越来越差，常半夜哭闹、鼻塞、咳嗽，可白天一切情况正常。这到底是何原因？只夜间出现明显呼吸道症状，可能与床上物品对宝宝呼吸道产生的异常刺激有关。妈妈应该想想是不是枕头很久没有清洗和更换了。宝宝新陈代谢旺盛，头部出汗较多，汗液和头皮屑混合，容易使致病微生物黏附在枕面上，易诱发呼吸道感染、面部湿疹及头皮感染等。因此，宝宝的枕芯要常晒，枕套要常洗常换。

另外，有的妈妈会定期清洗宝宝的枕套，却从来不清洗枕芯。因为很多人认为只要按时清洗枕套就可保持枕头的干净卫生，其实不然，宝宝睡觉时易出汗、易流口水、偶尔吐奶等，这些都会浸湿枕芯，易造成枕芯内容物发霉。宝宝长期受到霉菌刺激，可能会出现呼吸道症状，长此以往还会引发过敏。所以妈妈应每3~6个月就要清洗一次枕芯或更换枕芯。

适当进行户内户外活动

宝宝长到3个月以后，就应该增加户外活动。日光中的红外线能扩张皮肤血管，紫外线可杀菌；充分利用自然界的空气、阳光和水，可增加机体对外界环境的适应能力；适当地接受阳光照射，还可促进宝宝新陈代谢和生长发育，预防佝偻病。所以，爸爸妈妈可以适当增加宝宝户外锻炼的时间，每天可控制在3个小时左右。

可以带宝宝去游泳

研究发现，游泳能促进宝宝身高和体重的增长。进入水中后，宝宝会不由自主地做全身的运动，可以加快血液循环，从而供给骨骼、肌肉更多营养，生长速度也就加快了。游泳是一项对身体能量消耗较大的运动，宝宝在游泳后食欲增加、睡眠良好，这也促进了宝宝身体的发育。另外，宝宝在水中的活动会直接刺激大脑皮质，进而促进大脑的快速发育。

宝宝第一次游泳最好到专业游泳场馆去。妈妈应安排好宝宝的游泳时间，一般情况下，宝宝最好在吃奶后1小时以上再游泳。宝宝刚吃完奶不能游泳，容易吐奶。另外观察宝宝情绪是否良好，有没有生病等，如果宝宝烦躁，身体不舒服就不要游了。宝宝在心情愉快、身体健康的情况下游泳，才能起到积极的效果。

针对婴幼儿的生长发育状况，1岁以下的宝宝，每周进行2~3次的游泳比较合适。因为游泳这项运动对体能消耗较大，如果过于频繁，容易让宝宝产生疲劳感，影响其生长发育。

空气浴应先室内后室外

与新鲜的空气接触时，空气对身体的刺激可以促进血液循环，加快新陈代谢，而且更多的新鲜氧气进入身体，对增强免疫力也很有好处。

宝宝做空气浴，可以先从室内开始，先习惯室内的空气。如果是夏天，门窗可以全部打开，让室内空气充分对流，给宝宝换上宽大的、较薄的衣服躺在屋内即可。不过要注意让宝宝避开对流风。开始时间要短一些，5分钟足够了，5分钟之后就要给宝宝穿上正常的衣服，以后可以慢慢延长，如10分钟、15分钟，随着宝宝耐受程度的加强，时间还可以再延长。春秋季节，只要天气好，都可以定时开窗通风，让宝宝呼吸新鲜空气。冬季天气寒冷，通风时要把宝宝转移到别的房间，等通风的房间温度回升后再回来享受新鲜空气，关窗户时不要封得太严实，让外面的新鲜空气可以从窗户的缝隙进来。

等宝宝适应了室内空气浴后，就可以转到室外了，不过最好从夏季开始，夏季室外风速低，不会给宝宝皮肤带来太大的刺激。当宝宝的耐受性提高之后，只要不是特别寒冷的时候，都可以带着外出，享受新鲜空气。

选择合适的时间带宝宝出门

很多父母都不敢带月龄很小的宝宝到室外去。其实，换换新鲜空气和视野，对所有年龄段的人都有好处。妈妈只需注意，带宝宝外出时不要去人群密集的地方。

每天可以带宝宝出去2次，时间选在上午10点以前或者下午4点以后，这时候阳光不是很强烈。

每次出门前，妈妈都应该先观察一下天气，把手伸出窗外感受温度和风速。大风天、沙尘暴或者有雾霾的时候，就不要外出了。

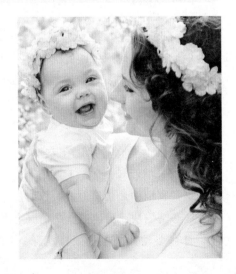

适当让宝宝晒太阳

适当的日光照射，可促进宝宝生长发育，预防佝偻病，增强机体的免疫力。一般从宝宝出生后第二个月开始，妈妈就应在阳光温和的时候将宝宝抱出去晒太阳。

给宝宝做"日光浴"需要注意以下几点：

1.应避免过强的日光直接照射宝宝。

2.选择清洁、平坦、干燥、绿化较好、空气流通又可以避开强风的地方。

3.在宝宝进行日光浴以前，应有5天以上的户外活动，让宝宝有个适应的过程。

4.出去时宝宝不要穿太多，尽量露出宝宝的皮肤，刚开始可以露出头部、手和脚、臀部，以后可视宝宝的耐受情况，每隔2天增加1分钟的日晒时间。

宝宝晒太阳要不要涂防晒霜

由于宝宝皮肤比较娇嫩，最好不要给宝宝涂防晒霜。若外出时躺在小车内，宝宝可用遮阳罩；若外出时被抱着或自行玩耍，宝宝可戴上大檐帽。

如果确实需要在阳光很火辣时带宝宝外出，则可考虑用防晒霜来帮助宝宝防晒，但必须选择儿童专用的防晒产品，绝对不能使用成人防晒霜，由于成人的肤质与宝宝的有很大不同，成人防晒霜给宝宝使用可能会引起皮肤过敏。

避免带宝宝去噪声大的地方

噪声大小的衡量标准是以分贝为单位，在家里轻轻谈话的声音为30分贝，普通谈话声为40分贝，高声说话为80分贝，大声喧哗或高音喇叭为90分贝。40分贝以下的声音对宝宝无不良影响，80分贝的声音会使宝宝感到吵闹难受；如果噪声经常达到80分贝，宝宝会产生头痛、头昏、耳鸣、耳聋、情绪紧张等症状。所以，为了保护宝宝的听力，家庭成员不要大声喧哗，更不要让宝宝停留在户外汽车较多的地方或比较吵闹的地方。

另外，一些经过挤压能吱吱叫的空气压缩玩具在10厘米范围内的声响可达78分贝，这对宝宝的听力也是不利的。所以，不要让宝宝长时间玩那些冲锋枪、大炮、坦克车等玩具。在使用有声音的玩具时，要控制玩具的音量。如果太吵了，建议用胶条把它的喇叭粘住，以减小音量，或者干脆把电池取出来。

冬天也要适当带宝宝出门

入冬后天气寒凉，尤其是北方，寒冷的天气长达四五个月，父母往往不愿意让宝宝出门，怕冻着宝宝，这个出发点是好的，但却不科学，宝宝很需要阳光，并且需要到户外呼吸新鲜空气，而且宝宝大一点后也需要开阔的空间来锻炼自己的视力，因此，即使是冬天，父母也应当偶尔选择一个合适的日子带宝宝出行。

一般，冬天中午12点至14点是一天中气温较高的时候，这个时候带宝宝外出是比较合适的。要注意的是，上下班高峰期空气质量很差，环境嘈杂，不宜出行。

另外，晒太阳一定要循序渐进，最初几次只能晒几分钟，以后可逐渐增加晒太阳的时间，不能一晒就晒一两个小时，否则宝宝容易感冒。

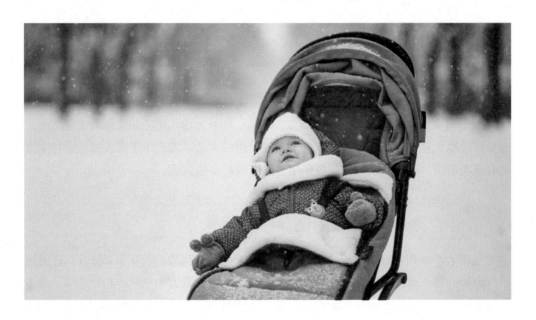

 TIPS

隔着玻璃晒太阳效果不太好

有的父母喜欢将宝宝抱到屋子里有阳光的地方晒太阳，其实隔着玻璃晒起不到晒太阳的作用，紫外线很少能穿过玻璃。最好在户外，或是在没有玻璃的阳台上晒太阳。

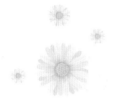

婴儿早教

宝宝各阶段身体与行为能力特点

2 ~ 3个月

身体和运动能力特点：

1.后囟的闭合（靠近头枕部的柔软部位）。

2.几个婴儿反射，比如抓握反射等。

3.俯卧时头部和胸部可以抬起。

4.俯卧位或仰卧位时，可以抬起腿踢来踢去。

5.俯卧位时，手脚的屈曲减少。

感知觉和语言能力特点：

1.头能转向声源处。

2.开始注意身边的东西。

3.可以发出和谐的喉音。

4.简单的咿呀发声。

5.对熟悉的声音有反应。

6.能被逗笑。

7.喜欢吃手。

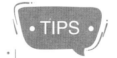

• TIPS •

不要制止宝宝"吃手"

"吃手"是宝宝发育的必经过程，一般到宝宝吃辅食之后，吃手的行为多半就会自动停止。所以，如果宝宝开始"吃手"，妈妈不要制止。完全被阻断吃手的宝宝，长大后可能会有焦虑、多疑、敏感、胆怯的性格特征。

4～5个月

身体和运动能力特点：

1.坐位时基本可以保持头直立。

2.扶持下可保持端坐位。

3.俯卧位翻身到仰卧位。

4.可以伸手去够东西（通常可能偏移）。

5.能抓并放开物体。

6.能玩放在手中的带声响的玩具，但是掉了不会捡起来。

7.能双手抓住带声响的玩具。

8.能将东西放进口中。

9.晚上睡9～10个小时，白天小睡2次，一天总睡觉时间为12～15个小时。

感知觉和语言能力特点：

1.能很好地注视物体。

2.和父母及其他人的眼神接触增加。

3.能咿呀学语。

4.能大声笑。

5.看见奶瓶知道要吃奶了（如果是人工喂养）。

6.大呼小叫，以吸引别人的注意。

7.能分辨父母的声音或者抚摸。

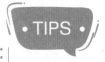

训练宝宝翻身的方法

　　首先要给宝宝穿少些，盖少些。可以先教宝宝向右翻身，方法是：把宝宝头偏向右侧，托住宝宝左肩和臀部，使宝宝向右侧卧。从右侧卧转向俯卧的方法是：妈妈一手托住宝宝前胸，另一手轻轻推宝宝背部，使其俯卧；如果右侧下肢压在了身下，就轻轻帮宝宝抽出来。宝宝的头会自动抬起来，这时再让宝宝用双手或前臂撑起前胸。经过这样的锻炼，宝宝就学会翻身了。

6 ~ 7个月

身体和运动能力特点：

1.可以用腿支撑全身重量。

2.能握住奶瓶（但是大多数宝宝不喜欢握奶瓶，只维持一小段时间）。

3.俯卧位时，能抬起头和胸部（通常4个月时也能发生）。

4.能捡起掉落的物品。

5.能从仰卧位翻身成俯卧位。

6.开始出牙。

7.流口水。

感知觉和语言能力特点：

1.开始意识到掉落的物品仍在原地，只需要捡起来。

2.可以锁定耳边的声源。

3.喜欢听自己的声音。

4.对着镜子或玩具发出声音。

5.发出单音节声音。

6.能分辨自己的父母。

7.开始模仿声音。

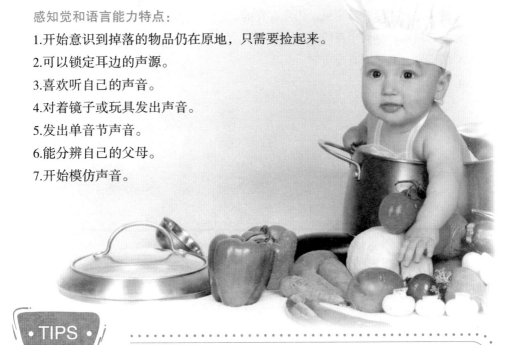

• TIPS •

认生是宝宝智力发育的表现

宝宝早则5个月，晚则10个月，最常见的是8个月时会有认生的现象，表现为见到陌生人、到了陌生地方感觉不安，尤其不喜欢让别人抱，往往只认妈妈一个人。宝宝认生虽然让妈妈更劳累，但是妈妈应该高兴，这是宝宝智力发育的表现。

8 ~ 9个月

身体和运动能力特点：

1.面向地板时手能向前伸展以保护自己（降落伞反射）。

2.能爬。

3.长时间保持坐位。

4.能靠拉某些物体站起来。

5.能用拇指和食指捏起东西。

6.扔或者摇东西。

感知觉和语言能力特点：

1.能明白物体尽管看不见，仍是存在的。

2.能对简单命令做出反应。

3.听到自己名字时有反应。

4.模仿说话。

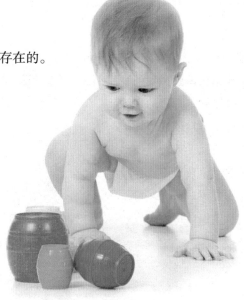

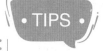

少对宝宝说"不"

这个时候的宝宝好奇心强，喜欢到处爬，到处摸，父母不要总对宝宝说"不"。好奇是宝宝认识世界的动力，也是驱使宝宝改造世界的动力。有了好奇心，宝宝什么都想去探索，都想去尝试，难免会有一些危险，父母需要做的应该是帮助、引导和控制，同时用各种方式回应宝宝的好奇心，而不是盲目限制和制约。

10 ~ 12个月

身体和运动能力特点：

1.有1~8颗牙齿。

2.拉起成站立位。

3.能在扶持下行走或者独立行走。

4.不用帮助就能坐下。

5.互拍两块木板。

6.可以翻书，但是一次翻很多页。

7.晚上睡8~10个小时，其他时间小睡一两次。

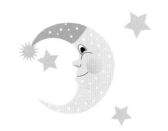

感知觉和语言能力特点：

1.能追视快速移动的物体。

2.能叫妈妈、爸爸，及其他一两个词。

3.试着去模仿动物的声音。

4.能把东西和它的名字联系起来。

• TIPS •

做宝宝的好榜样

在成长过程中，宝宝会一步一步从模仿迈向独立，模仿为宝宝的独立储备着力量。宝宝每天看大人刷牙、穿衣，便逐渐学习这些技能，一旦意识到"我能做""我能行"，他就变得独立起来了。由于辨别能力差，宝宝在模仿过程中会学到好的言行，同时也会学到一些不好的。因此，父母要利用宝宝好模仿的特点，严格要求自己的言行举止，做宝宝的好榜样。

宝宝精细动作训练

宝宝手部的精细动作，开始时是无意识的，后来逐渐发展为有意识的动作，基本上经历了本能地满把抓握，有意识地满把抓握，拇指、食指、中指相对抓握，抓、放可逆，双手协调动作这几个过程。

1～2个月，抓握能力训练

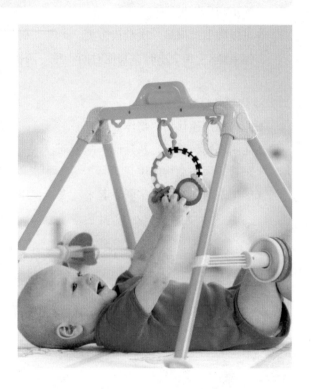

宝宝一出生就有抓握的本领，如果妈妈把食指放到宝宝的手心，宝宝会很自然地抓住妈妈的手不放，这就是医学上认为的新生儿几种先天反射中的"抓握反射"。根据这种能力，妈妈可用花环棒、笔杆、筷子之类的物品让宝宝试着抓握。但要注意，别伤到宝宝。

训练宝宝的抓握能力可以在出生20天以后进行，一般等到宝宝睡醒时训练最好，这时宝宝容易出现抓握反射。刚开始时，妈妈可以训练宝宝的一只手，在宝宝能够抓握妈妈的手指后，妈妈训练宝宝双手抓握。

• TIPS •

经常给宝宝做手部按摩

妈妈在给宝宝喂奶时，可以用一只手托住宝宝，用另外一只手轻轻地按摩宝宝的手指头。这样可刺激宝宝的神经末梢，有助于宝宝的大脑发育及提高手指灵巧程度。按摩同时可以和宝宝有眼神或声音上的交流，是增进母子情感的好时机。

3～4个月，抓东西训练

从3个月起，宝宝就会试着抓东西，这时，妈妈可以经常把宝宝抱在怀里，用玩具或者食物逗引宝宝伸手抓。不要把东西放在宝宝抓不着的地方，只要能抓到手里，就达到了游戏和训练的目的。

宝宝把东西抓到手后，要给他玩一会儿，然后再慢慢地从他手中拿出来，再让他伸手抓。如果宝宝不放手，可以让他多抓一会儿。每当宝宝抓到玩具后，就会兴奋，妈妈要用语言、微笑和爱抚鼓励他。

妈妈还可在宝宝看得见的地方悬吊带响玩具，扶着他的手让他去够取、抓握、拍打。每日数次，每次3～5分钟，培养宝宝手眼协调能力和动手技能。

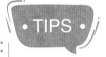

不要把宝宝的手藏在衣服里

即使是冬天也不要总是把宝宝的小手藏在衣服里，而应该让他经常看自己的手，玩手，充分地去抓、握、拍、打、敲、挖……宝宝手掌的皮肤有丰富的触觉感受器，手部动作可以使宝宝感受丰富多彩的外部世界。

5～6个月，手眼协调能力训练

5～6个月时，宝宝逐渐开始熟练使用双手，而且视觉也会逐渐变得敏锐，手眼协调能力有了很大进步，因此是训练宝宝手部精细动作的黄金时期。父母可以利用各种道具进行训练，引导宝宝做各种动作：拿、放、敲、扔、移、转、撕、摸等。

1.把玩具摆在宝宝的左边、右边、前边，引导他动手去抓，训练他的手眼协调。

2.妈妈把玩具放在手上，递给宝宝，让他到妈妈的手里抓取，学习传递。

3.多准备几个玩具，第一个让宝宝拿着，再递一个给他，引导他空手去抓，然后再递一个，引导他放下手中的一个玩具来拿这一个，让他学会放手的动作。

4.把一张薄纸递给宝宝拿，宝宝抓到的时候，妈妈不放，在与宝宝的僵持中，让纸撕裂，让宝宝体会撕的感觉。

5.把喝水的小杯子、勺子给宝宝玩，让他抓住小勺子去敲打小杯子，感觉敲的动作。

随着体验增多，宝宝都能很快掌握各种动作。

5～6个月，可让宝宝练习撕纸

撕纸是一种高难度动作，它不但有益于锻炼宝宝手指运动能力，同时还是一种有声的游戏。为了锻炼宝宝手的活动能力，妈妈可以给宝宝一些纸，让他去撕，这能够训练他手指的灵活性。

让宝宝两手拿纸，初次玩时妈妈可把纸中间撕一个小口，这样宝宝撕起来会容易一些。妈妈也可握着宝宝的手，教宝宝撕，慢慢地，他就会自己去撕了。妈妈还可和宝宝合作，两人各用一只手撕纸。

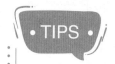

撕纸后给宝宝洗手

废旧的报纸和书刊，尤其报纸上面的油墨很容易脱落，这些油墨含有重金属，对宝宝的健康不利。因此撕纸后，一定要把宝宝的小手清洗干净，并且，一定要防止宝宝在手没洗干净之前吃手，或者用手拿东西吃。

7个月时让宝宝捡小玩具

七个月的宝宝，已经能集中所有的精力去关注某一个物体，并能够注视较远距离的物体，距离感更加精确，视觉和触觉也比较协调了。此时让宝宝捡小玩具，可以很好地锻炼宝宝手指的灵活性。

捡小玩具游戏玩法：妈妈在一张白纸上放一个小玩具，让宝宝用手去抓，看宝宝能否抓得到，如果抓不到，可提示，也可以放3～4个大小不同、颜色不同的小玩具，让宝宝去抓，看宝宝喜欢抓哪种颜色，这种做法也能为以后培养宝宝认识颜色做准备。

注意：玩小物品时要防止宝宝把不能吃的东西放进嘴里，玩完之后要及时收拾干净，防止宝宝捡到遗漏的小物品并吃下。

8个月时让宝宝学习双手拿东西

8个月的宝宝会出现注意力只能集中于一只手的情况。原来他手里如果有一件东西，再递给他一件东西，他便把手里的东西扔掉，接住新递过来的东西；当他用左手抓住物体时，右手原有的物体会被丢掉。所以，要训练宝宝用双手同时分别拿东西。

开始训练时，妈妈可以让宝宝用两只手同时拿一个物体，然后再帮助他练习两只手分别拿住不同的物体，让他左看看、右看看，再往一起碰一碰，最好能发出好听的响声。

经过训练，宝宝手指也灵巧多了，妈妈先给宝宝一个玩具，再递给宝宝另外一个玩具的时候，宝宝会用另一只手去接，宝宝可以一只手拿一件，相互敲打。这对宝宝左右脑的平衡开发很有好处。

9～10个月，和宝宝玩捡球与扔球

到了9～10个月，宝宝就开始尝试操控，能够在物品上进行挤、拍、滑动、捅、擦、敲或打等动作，能够准确地把大多数物品抓在手里、放到嘴里。在这个时期，可以多让宝宝做一些锻炼手部的游戏，促进精细动作能力的发展，也促进大脑发育。

这个时期的宝宝很喜欢做重复动作。比如，把小盖子盖在瓶子上，拿下来，再盖上，再拿下来，再盖。把球扔到地上，捡起来，再扔，再捡，再扔……这种看似单调无味的动作，宝宝竟然能重复做20次、30次，非但不会觉得无聊，反倒觉得很好玩。这样的重复动作，正是宝宝在思考的表现。

球类游戏是宝宝喜欢的，可以准备一个乒乓球，跟宝宝玩捡球和扔球的游戏。把球放在地上后，告诉宝宝："把球捡起来。"如果宝宝不懂，可以加上手势多说几次，等宝宝捡起球之后，再告诉他："把球扔给妈妈。"刚开始宝宝扔的动作方向性很差，宝宝会一次次地捡起球来再扔给妈妈。

11～12个月，让宝宝练习用拇指和食指拿东西

人类的手要数拇指和食指的功能较强了，也较灵活。人要准确地、灵活地抓取东西都离不开拇指和食指的功能。

要成功地用拇指和食指捏取小东西并非易事，宝宝要经过几个月的锻炼和发展才能有这个能力。如，9个多月时，宝宝开始能伸出食指，用食指拨弄小糖丸、花生米

等小东西；10个多月时，会用拇指和食指的侧面来夹取较小的东西，这个动作虽然也能成功地拿起小东西，但不熟练，也不灵活；到了11～12个月时，手的动作发展到了拇指和食指指端，宝宝就能用拇指和食指指端来捏取小东西。

妈妈此时可经常给宝宝提供玩具和物品，让他抓握、摆弄，还要训练他捏取细小的东西，如让他捏取小块饼干、花生米、米粒等。要注意不要让宝宝将捏取的东西放入口中，以免发生危险。

1岁左右，可让宝宝练习涂鸦

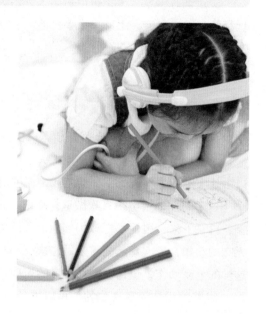

1岁左右的宝宝，就已经开始喜欢涂鸦了。

涂鸦对宝宝手、眼、脑的协调配合，增强脑对手、眼的指挥能力，有着巨大的促进作用。这种作用是其他活动所不能替代的。从涂鸦开始的绘画活动，有助于宝宝手部肌肉发展，认知能力与创造力的增进，在宝宝的心智发展上有着重要的指导性意义。涂鸦是宝宝与生俱来的才情。

妈妈可以给宝宝一根粉笔，让宝宝在小黑板或地板上随意地画。也可给宝宝一张纸，各种不同颜色、类型的画笔，让宝宝随时将生活体验、感受与情绪，通过画笔表现出来。

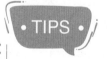

不要过早地教宝宝绘画技巧

面对宝宝的涂鸦活动，不管他涂得如何，父母都不要过早地教宝宝绘画的技巧，想象力比绘画技巧重要得多。如果父母总是试图给宝宝的涂鸦活动给予指导，灌输给宝宝所谓的美感及对色彩与空间的认知，会扼杀宝宝天生的直觉与创意。

宝宝语言能力训练

语言是交际的工具、思维的武器，宝宝语言的发展是一个连续的、有规律的过程。先学发音，例如2~3个月的宝宝，当大人"啊""哦"地和他说话时，就会咿呀学语。进而是理解语言阶段，如8个月以后的宝宝，能理解简单的语言，如问他灯在哪儿，他就会指灯或看灯。

多和宝宝说说话

从宝宝出生开始，家人就要多和宝宝说话，不用在乎他是否听得懂，重要的是他能听到家人给他发出的不一样的声音和语调。妈妈和宝宝说话时声音要柔和亲切，语调要富于变化。宝宝哭时，妈妈要用温和亲切的语调哄他，比如，妈妈说："哎呀，我们家宝宝怎么了？来来，不哭啊，妈妈抱抱。"在喂奶时，妈妈可以轻轻呼唤宝宝的乳名，比如，妈妈说："成成，是不是饿了，妈妈给成成喂奶来喽！"这样经常跟宝宝说话能够给宝宝一种温暖和安全的感觉。

另外，父母还可以一边做家务，一边和宝宝说话，不要让宝宝生活的环境太过安静，因为生活中的一切声音，对于宝宝来说都是很好的语言教材。

常和宝宝玩口唇游戏

宝宝6个月以前，多跟他玩口唇游戏，这对宝宝语言能力的发展有很好的促进作用。玩之前，先把他抱起或者平放在床上，与妈妈面对面，妈妈先跟他说说话，调动起他的情绪，然后对着他做咂嘴、吐舌、张嘴等动作。动作要清晰、节奏缓慢，并且表情夸张，这样更能吸引宝宝的注意力。这样反复进行，宝宝可能就会跟着做了，妈妈咂嘴，他也咂嘴，妈妈吐舌，他也吐舌，有的宝宝甚至可以跟着大人挤眉弄眼。每当宝宝模仿了，妈妈要亲亲宝宝，给予鼓励，跟他说："宝宝好棒，模仿得这么准确。"

不过，此时宝宝的模仿是随机的，并不代表学会了，可能今天碰巧模仿了，明天就对引导不理不睬了，这些都是正常的。

及时回应宝宝的牙牙学语

宝宝长到2~3个月时，能发出"咿咿啊啊"等声音，这表明宝宝在尝试着表达自己的感觉。此时父母一定要积极地回应宝宝的这种声音，使宝宝更加积极地表达自己的感觉。另外，父母在回应宝宝的这种声音时，可以一边和宝宝说话，一边抚摸着宝宝，以达到与宝宝交流的目的。

注意，与宝宝说话时，要注视宝宝的眼睛。眼睛是心灵的窗户，爸爸妈妈与宝宝沟通时，首先要进行的就是眼神的交流。宝宝通过凝视爸爸妈妈的目光，聆听爸爸妈妈的声音，熟悉爸爸妈妈的表情，来增进对"说话"的了解和对这种交流方式的认识。

循序渐进地教宝宝练习发音

宝宝学习语言时，有很强的模仿能力。爸爸妈妈说话时宝宝会很仔细地观察妈妈的口形，因此，妈妈在说话时速度要慢，注意发音正确，可以反复讲。虽然在刚开始时宝宝不一定学会，但经过反复教，宝宝虽然还不会说，但已经形成了记忆。

妈妈用亲切温柔的声音，面对着宝宝说话，使他能看得见妈妈的口形。妈妈可试着对他发单个韵母a（啊）、o（喔）、u（乌）、e（鹅）的音，或跟宝宝说："宝宝，叫mā ma（妈妈），叫bà ba（爸爸）。"

另外，妈妈还可在宝宝较开心时，拿一些带响声、能动、鲜红色的玩具，在宝宝眼前摇晃，边摇晃边数："1、2、3，1、2、3……"这样可以促进宝宝发音器官的协调发展，让宝宝尽快发音。

宝宝会发音时，教宝宝拟声词

如果宝宝能发出一两个音，如"啊咕""啊呜"等，说明宝宝已经在渐渐地模仿大人的口形，发出声音。这时妈妈可以教宝宝小猫"喵喵"，小羊"咩咩"，小狗"汪汪"，火车"呜呜"等拟声词。这类拟声词比较容易发音。

若妈妈听到宝宝发音，一定要及时给予回应，最好语调及语气都能丰富一些。如宝宝发出了笑声，妈妈可以亲切和蔼地说："宝宝真可爱，再笑一个！"如爸爸轻拍了一下宝宝，宝宝发出了一种不满的声音，妈妈可以用命令式的口吻对着爸爸说："不准打我们家宝宝啊！"总之，就是要用多变的语调和语气回应宝宝的发音。这对宝宝练习发音，发展宝宝的语言能力很有帮助。

多给宝宝唱歌

宝宝喜欢听歌，尤其是妈妈唱的歌，所以，即使你的音调不准，也要经常唱歌给宝宝听。音乐的节奏感加上妈妈轻柔的嗓音，不但能让宝宝感到安静、舒适，还能无形中发展宝宝的语言能力。

妈妈可以先用磁带和CD放一些儿歌，还可以放古典乐、爵士乐及流行曲调，但放的音量不要过大。如果妈妈会唱，平时妈妈也可以自己唱些歌给宝宝听。摇篮曲极适合哄宝宝。

七八个月时教宝宝叫爸爸妈妈

年轻的父母第一次听宝宝叫爸爸、妈妈会十分激动。7个多月的宝宝会在某天发出"爸爸""妈妈"等简单的音节和词语。开始时他并不知道是什么意思，但见到爸爸妈妈听到后高兴的样子，叫爸爸时爸爸会亲亲他，叫妈妈时妈妈会亲亲他，宝宝就渐渐地从无意识的发音发展到有意识地叫爸爸、妈妈。这标志着宝宝已步入了学习说话的敏感期。

父母要敏锐地捕捉这一教育契机，每天在宝宝愉快的时候，可以让他称呼大人来培养宝宝说话的能力。

1岁左右可给宝宝讲简单的故事

1岁左右的宝宝虽然不会说太多话，但是可以听有简单情节的故事了，父母应该多给宝宝讲故事，培养宝宝的语言能力和辨别情感的能力。

妈妈可以给宝宝购买几本适合这一阶段儿童的故事书，要根据宝宝的兴趣来选择，这样他才爱听。

妈妈在给宝宝讲故事时要尽量做到有声有色，富于感情，用词必须为宝宝所理解，尽量使用明白准确、生动的语言，对那些难懂的词或较长的名字，要相应换成宝宝容易理解的词，并把长名分解成短名，使宝宝一听就懂。

此外，妈妈每次给宝宝讲故事的时间不要太长，简单地讲一个小故事就不错，而且宝宝喜欢听重复的故事，妈妈可以选择一个小故事重复地讲给宝宝听。

教宝宝说话时家里人语言要统一

曾经有宝宝迟迟不开口说话，经过多方检查才发现是因为他的语言环境太复杂。这样的家庭一般家庭成员较多，口音天南海北，语言混杂。宝宝长期在这样的环境中生活，感觉无所适从，就容易不说话。虽然有些在这样环境中生活的宝宝不说话则已，一旦开口就可以说好几种方言或语言，但毕竟是少数。

一般情况下，家里人的语言或方言最好不要超过2种。

宝宝在半岁左右就可以分出口音了，他自己能够区分普通话和方言，并选择运用，不会一直用方言，这一点可以完全放心。

宝宝学爬行

爬行是一项复杂的运动，需要四肢、头部、胸腹、眼睛等相互配合，练好爬行对宝宝的身体和动作能力发展都有好处。

爬行有助于培养宝宝的手眼协调能力，因为宝宝是天生的"近视眼"，爬行的时候，他的眼睛能更清楚地看到地面和逐渐接近的物体，这有助于他理解空间概念及距离感，能够在一定程度上预防感统失调。另外，爬行其实是宝宝最早的有效的移动方式，扩大视野对宝宝的智力发展很有好处。因此，妈妈不要让宝宝错过了学习爬行的最佳时机。

宝宝学爬行的过程

从翻身到爬行其实是一个连续的过程，5~6个月时，宝宝就已经有了爬行的欲望，时常用头顶着床面，膝盖跪着，同手臂一起用力，将腹部悬空撑起来，这就是想爬的信号。到了7个月，宝宝能够腹部蠕动，四肢不规则地划动，常常会向后退。到了将近8个月的时候，宝宝要么双手用力推，要么双脚用力蹬，开始表现出移动的迹象，不过还没有掌握动作要领。在学习爬行的初期，宝宝都是同手同脚地移动，也可能双手先向前，然后双脚跟进，过一段时间才能正确配合手脚，用手和膝盖爬行，最后发展为用手和小腿爬行。

宝宝刚开始爬行的时候，摇摇晃晃，有时胳膊有些扭，有时腿有点儿歪，像找不到平衡感似的，不过这只是不太熟悉动作而已，过几天就好了。

怎样教宝宝爬行

宝宝爬行需要体力的准备、肌肉力量的增强，这些在宝宝成长中逐渐具备，是一个自然过程，但更多的是需要四肢的协调配合，这点涉及动作能力、大脑指挥等方面。如果有父母的积极参与，效果会更好。建议父母在宝宝学爬行的时候，多让他做这方面的锻炼。

较好的方法是在宝宝俯卧的时候，爸爸用一条毛巾从宝宝的腹部下方穿过，然后向上提起，让宝宝腹部离地，手和膝盖着地；然后妈妈双手配合，推宝宝左脚的同时向前牵引右手，推右脚的同时向前牵引左手，让他体会爬行的动作要领和四肢配合规律。这样宝宝在肌肉、骨骼足够支撑腹部离地的时候就能较早地学会采用两手前后交替的方式，顺利地向前爬行。另外，还有一个方法是宝宝俯卧的时候，妈妈站在他前面，将他的双手放在自己的手上，前后移动，爸爸在宝宝的后面，跟着妈妈的节奏和方向推动宝宝的脚部，这也可以让他感受到四肢协调运动的要领。

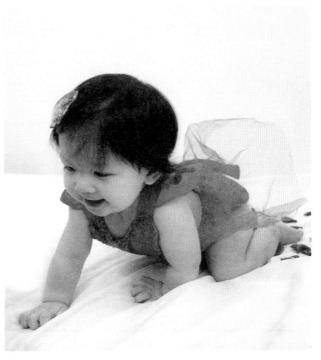

宝宝不爬怎么处理

发育正常的宝宝不爬有可能是不想爬或者是爬不动，需要从以下三个方面出发，让他从头练起。

1.锻炼四肢力量。宝宝不会爬行，很多是因为整天被父母抱着，缺乏锻炼，四肢无力。针对这种情况，宝宝躺着的时候，父母可以用双手分别反复地推他的脚，或者在宝宝趴着的时候，做这个动作，锻炼宝宝大腿和小腿的肌肉力量。

2.增强爬行意识。有的宝宝不爬是因为较懒，对爬行没有意识也没有欲望。这种情况下，父母可以经常让宝宝趴着，然后用各种他感兴趣的玩具，特别是那些可以移动的玩具引诱他，让他向前爬，其中最好的是玩具滚筒，宝宝一碰，滚筒就向前移动，使得宝宝不得不移动自己去追逐滚筒。

3.巧用辅助工具。宝宝爬行的地方要软硬适中，床不能太软，可以在地板上铺设塑胶垫等辅助爬行用品，另外可以给宝宝膝盖上带上护膝，防止宝宝因为膝盖摩擦产生的疼痛而不愿爬行。带护膝时注意不要太紧，以免影响膝关节活动度。

只要宝宝有进步，就可以给予鼓励，进而让他喜欢上爬行。

这些游戏帮助宝宝练习爬行

宝宝会爬之后，父母可以多跟宝宝玩爬行游戏，逐渐增大爬行的难度，锻炼宝宝的爬行能力。

跨越障碍：将宝宝放在一边，玩具放在另一边，在宝宝与玩具之间多设置一些障碍，比如枕头、父母的腿等，然后晃动玩具，诱导宝宝去拿。宝宝为了玩具一般都会爬过这些障碍。这样的锻炼会使宝宝判断高低、远近的能力有所提高。

过桥洞：爸爸或者妈妈跪趴在地上，让宝宝从腹部下方爬过，然后绕半圈再爬过，或者原地转身爬回去。在做这个锻炼的时候，宝宝的方向感会有所增强。

帮忙找东西：这个时候的宝宝能够听从父母的指令，父母可以给宝宝下指令，让他帮忙找东西，宝宝会迅速地爬去又爬回，爬行速度越来越快。

爬行游戏可以随机设计，让宝宝爬直线、爬上下坡、爬台阶等，都可以锻炼他的手眼协调、四肢配合能力。但是无论何时，都要注意宝宝的安全，最好不要在床上练习，以免掉下床摔伤。

宝宝学走路

学走路是一种很自然的过程。随着宝宝肢体运动能力的日益增强，在经历翻身、坐、爬、站之后，走路就被提上日程。

每个宝宝开始学走路的时间都不相同，甚至可能出现较大的差距。因此，学走路并没有所谓最适当的时机，必须视宝宝的发展状况而定。这也是一个循序渐进的过程，一般来说，宝宝在10～13个月时开始学走路。如果在10个月以前就有学走路的意愿，也不会有太大影响。只要宝宝在1岁半之前能独立走路，就没有什么可担心的。

宝宝学走路的过程

不管什么时候学走路，都最好经历下面几个过程：

第一阶段 （9～10个月）	练习站	**扶物站**：妈妈将宝宝放在高度适中的桌子或茶几前，将他喜欢的玩具放在上面，让他站着玩玩具，借此训练他的耐力及稳定性 **扶物走**：让宝宝扶站于婴儿床的一侧，妈妈手拿玩具站在床的另一侧，妈妈边摇手中的玩具，边说："宝宝，走过来拿玩具了。"让宝宝扶着栏杆走向妈妈
第二阶段 （11个月）	练习蹲 和走	**一站一蹲**：为了训练宝宝独自站立，妈妈可以先让他蹲着，然后鼓励他站起来，再让他蹲下后站起来。如果宝宝一开始站得不够稳，妈妈可以托住他，让他借助一点儿力，宝宝便能借力站起来了 **扶着走**：刚开始学走路时，宝宝很容易重心不稳。此时可以扶住宝宝的腋窝，让宝宝双脚踩在妈妈的脚背上，跟着妈妈一起走路。等过一段时间之后，可让宝宝的双脚踩在地上，由妈妈扶着他慢慢向前走，增加练习的机会
第三阶段 （12个月）	牵着走	**领着走**：妈妈牵着宝宝的双手，同向站好，妈妈说："宝宝，我们去那边看看。"随着宝宝平衡和协调能力的增强，妈妈可以逐渐由双手牵着宝宝，改为单手牵着宝宝 **借助学步带**：让宝宝站好，将学步带套在宝宝的胸前，妈妈从宝宝背后拎着带子，帮宝宝掌握平衡。妈妈说："宝宝，我们走了。"妈妈和宝宝一起向前走
第四阶段 （12个月以上）	放手走	**推车走**：让宝宝扶着婴儿车的扶手站好，妈妈也用手扶着扶手，说："宝宝，我们推车走了。"妈妈和宝宝一起推车向前 **独立走路**：爸爸妈妈相距1米面对面蹲好，宝宝站在妈妈身边，爸爸拍手呼唤："宝宝，来，找爸爸。"宝宝蹒跚地扑进爸爸怀里。妈妈拍手呼唤："宝宝，来，找妈妈。"宝宝扑进妈妈怀中

宝宝一般多大会走路

大部分宝宝会在1岁至1岁3个月学会走路，走路早的可能不到1岁就会走了，走路晚的可能1岁半了还不能独自行走。满1岁后可以试着牵宝宝的手走路，一般经过1～2个月宝宝能独立走路。但大多数1岁半左右的宝宝都学会独立走路了。要走得相当平稳、不易摔跤则要等到三四岁。

影响宝宝走路的因素有以下几个：

1.宝宝穿得过多或过厚，影响灵活度。

2.宝宝很少有机会在地上活动，因为太常被抱抚。

3.宝宝体重过重，超过同龄婴儿，以致缺乏学走路的"动机"。

4.宝宝生长不良，慢于同龄婴儿，以致肌肉、骨骼发育不足。

5.宝宝对攀扶曾有不好的经历，以致畏惧而不肯学。

6.宝宝十分着迷各种手部动作，以致减少走的机会。

7.居住或生活环境无法让宝宝扶着走，以致缺乏兴趣。

8.宝宝常被放置在学步车之内，以致没有独立走路的机会。

预防宝宝"八字脚"

宝宝学走路时形成"八字脚"的话，成年后将很难纠正，因此妈妈应注意观察，若发现宝宝有"八字脚"倾向，应及时纠正。

预防宝宝形成"八字脚"要注意以下几点：

1.不要让宝宝过早学走路，一定要等宝宝会爬以后且能扶着栏杆站稳了再学步。

2.多给宝宝穿布鞋，学步时宝宝应穿布鞋或胶底鞋，不要给宝宝过早地穿硬质皮鞋。宝宝足部骨骼软，脚腕力量弱，穿硬质皮鞋学步会使得步态扭曲。

3.在预防以上两点的同时，还要注意给宝宝补充足量的含蛋白质、钙质和维生素D的食物，并多带宝宝晒晒太阳。钙是决定骨骼健康的关键元素，缺钙也容易造成脚部骨骼不定型。

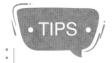

纠正"八字脚"的锻炼方法

如果发现宝宝有"八字脚"倾向，应尽早进行纠正练习：妈妈可站在宝宝背后，两手放在他的腋下，扶着宝宝沿一条较宽的直线行走。行走时要特别注意，宝宝的膝盖始终向前，宝宝的脚离开地面时重心应在足趾上，屈膝向前迈步时让两膝之间有轻微的碰擦过程，这个纠正方法每天练习2次，长期坚持有一定效果。

宝宝学走路时 O 形腿怎么回事

宝宝在学走路的时候，由于下肢尚未发育完全，所以容易出现不正确的走路姿势，但大多数都属于正常现象。随着宝宝成长，大多会慢慢自行调整，恢复正常的走路姿势。

O形腿（O形腿是指两侧对称的膝内翻）大多属于生理性的表现，会随着宝宝的成长而自然恢复正常。不过，如果O形腿现象持续到2岁以上，或是发现有其他不正常症状出现，如宝宝走路时膝盖部位的稳定性不佳、走路时有疼痛的感觉等，就应该尽早就医诊断。

宝宝扁平足是正常的

扁平足就是脚底基本上是平的，足弓不明显。一般来说，宝宝的足部脂肪丰富，大多为扁平足，这是正常现象，父母不要担心。随着年龄的增大，宝宝的脚才可以看到比较明显的足弓。

正确应对宝宝的"分离焦虑"

在宝宝9个月左右时，宝宝开始会对陌生人和陌生环境产生害怕的情绪，一旦妈妈从他视线里消失，他就会表现出明显的不安并且哭闹，这就是宝宝的"分离焦虑"。

给宝宝一个分离缓冲期

当因为工作或其他原因需要和宝宝分离时，应有一段缓冲时间，妈妈应和接替者有一个角色替换过程，让接替者渐渐被宝宝所接受，减少宝宝的焦虑和不适。

建立"妈妈会回来"的信任感

对于1岁以内的宝宝，妈妈应尽量减少离开宝宝的次数。如果必须离开，便要先安抚宝宝，让他知道你一定会很快回来。当宝宝经历了多次妈妈离开又回来的情况后，他便会产生信任感，从而在下次妈妈离开自己时战胜"分离焦虑"。

妈妈不在身边，接替者采取的方法

给宝宝看全家福相片或父母相片，以缓解宝宝的焦虑情绪。

给宝宝一个认同的拥抱。当宝宝有分离焦虑，哭得很伤心时，接替者可采取拥抱的方式，抱着宝宝，拍拍他的背，和他说说话，以表达自己的关心，给予宝宝充分的安全感。

和宝宝玩游戏。宝宝喜欢游戏，当他专注于游戏时，常常会忘了其他事情。

转移目标。带宝宝看看金鱼，玩一会儿玩具，出去走一走，等等。

妈妈不该采取的方法

不理睬宝宝的哭声，狠心走开。

硬掰开宝宝紧攥着父母的手，甚至埋怨宝宝，然后离开。

把宝宝单独隔离到另一个地方，不让他跟着，然后趁机走开。

趁宝宝玩得高兴时，偷偷地走开。

宝宝咬人如何应对

婴儿时期的宝宝常常会咬人，但通常情况下，随着宝宝的成长，咬人习惯会消失。现在的宝宝还不能分辨自己行为的好坏，因此家长需要了解宝宝咬人行为背后隐藏的原因，及时给宝宝正确的引导。

探索性的咬人

宝宝用咬人的方式来探索世界。有些宝宝吃奶的时候试着咬妈妈的乳头，这对于宝宝来说就像是一个游戏。

应对方法

不能放纵宝宝咬人。当宝宝咬人时，大人千万不能在宝宝面前笑，否则宝宝会认为这是鼓励和赞扬，认为咬人是一个有趣好玩的游戏。妈妈应该适时地跟宝宝说："不能这样，妈妈会痛哦。"宝宝通常马上就会停止咬人。

牙痒痒

通常，宝宝在第4个月时就开始长牙了，宝宝感觉牙床不舒服，他们会通过咬人来缓解不适感。

应对方法

如果宝宝是因为磨牙而咬人的话，可以给他一些安全的东西来咬，比如磨牙圈、磨牙饼干或磨牙棒等，从而缓解宝宝难以忍受的牙床不适感。

感觉不舒服

当宝宝身心不舒服、感觉疼痛时会使他哭闹，哭急了甚至还咬自己的手指或脚趾。

应对方法

当宝宝哭闹时，大人首先要查明原因，是躺得不舒服，还是肚子痛，抑或是牙痛，及时帮他解决问题，如果是出牙引起的疼痛，可以给一些磨牙物品。

感觉很害怕

此时的宝宝还不会用语言表达自己的感受和想法，当他自己一个人独处时，可能因为对陌生环境的恐惧而咬人，以咬人的方式来保护自己，应对恐惧。

应对方法

大人要给予宝宝更多的耐心和爱心，宝宝渴望被关注和爱护，当他需要保护时，大人要在他身边，这对宝宝非常重要。不要为了锻炼宝宝的胆量而逼迫宝宝独处，这会让他更恐惧，最好的办法是给他足够的安全感，渐渐地，宝宝的恐惧感就会消失，不再咬人。

表达愤怒和不满

当宝宝不安或愤怒时也有咬人现象，有的宝宝不咬妈妈只咬爸爸，这往往是表达"我需要关注"的意思，可能是爸爸与他相处的时间太少，对他的关心不够。

应对方法

有的大人可能与宝宝相处时间不是很多，但要学会如何有效地共度亲子时光，提高亲子陪伴质量。最好每天固定一个亲子互动时间，全家一起专心做游戏或玩乐，这是增进感情很有效的方法。

如何引导宝宝与人相处

宝宝七八个月时，会对自己听到和看到的事情很感兴趣，这一时期也是宝宝认人的阶段，大人可以为宝宝多创造与人接触的机会，教宝宝与别人相处。

教宝宝和人打招呼

教宝宝养成和人打招呼的习惯，坚持向身边的人打招呼。

比如早上爸爸出门时，妈妈可以抱着宝宝，抓着他的手向爸爸挥手说："爸爸，再见！"当爸爸回家时，再和他一起去门口迎接，对爸爸说："爸爸，你回来啦！"可以让他亲亲爸爸的脸颊表示欢迎。

另外，遇见街坊邻居时也应打招呼，大人可以抓着宝宝的手向别人打招呼："奶奶，你好！"离开时也应握着宝宝的手说："奶奶，再见！"然后挥动几下宝宝的小手。

随着不断的练习和重复，宝宝会对打招呼的概念越来越清晰。

教宝宝懂礼貌

让宝宝学习打招呼，不只是语言和行为上的教育，也带有教养的意义。让宝宝知道遇见熟人应该有礼貌，不能视而不见，学会必要的社交礼节。这样的锻炼也能培养宝宝的社交能力，将来能更好地适应社会。

因此大人要做好示范，对人有礼貌，同时行为、语言可以表现得夸张和戏剧性一些，以便吸引宝宝去模仿。

培养宝宝积极的自我概念

要让宝宝有良好的自我感觉，让他能真切地感受周围人对他的爱，让他觉得"大家需要我、爱我、喜欢我"。让宝宝信心多于恐惧，幸福多于愤怒，这样的话，他就更容易将好的情绪施于他人，更容易获得愉快的与人相处的经历，从而可以产生更积极的情绪。

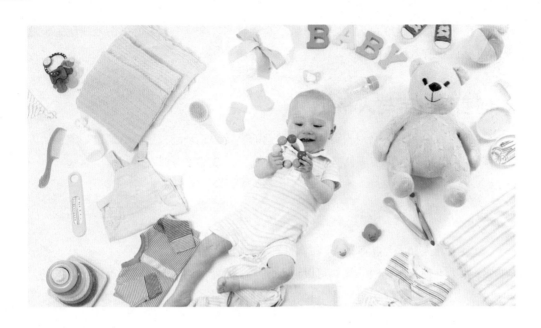

培养宝宝对他人的兴趣

可以把宝宝介绍给其他宝宝认识，或者让宝宝去接触一些不太熟悉的人，多让宝宝与妈妈之外的其他家人玩，培养宝宝对他人的兴趣。

跟爸爸妈妈说几句

父母是宝宝最好的"玩具"

父母希望自己的宝宝得到最好的教育，拥有最好的物质生活条件，给宝宝买玩具时也愿意下血本，花大价钱买高档玩具，这样的心情是可以理解的，但我们一定要提出这样一个倡议：孩子的健康聪明，不一定需要多么昂贵的玩具，而在于父母怎样和孩子玩。

其实，父母才是孩子最好的学习与玩乐帮手，父母是孩子最好的"玩具"。1岁以前的孩子还没有进入主观探索世界的阶段，这个时候给予孩子合理的刺激和感情交流，是开发孩子潜能的最好选择，父母则是最佳施以刺激的人选。

1岁内的宝宝最喜欢爸爸妈妈，这个"玩具"在宝宝心中是任何其他玩具都比不了的，每一对父母都有和宝宝沟通交流、玩耍的一套方式，有属于你们自己的歌，独特而富有魅力的鬼脸……这些都是宝宝的最爱，尤其是在跟宝宝相处交流时，将在不知不觉中给宝宝感觉刺激。

养育宝宝，爸爸不能缺席

男性和女性有明显不同的性格特征和处事方式，所以妈妈和爸爸在宝宝的教育中起着不同的作用。爸爸的教育更具男性化，刺激激烈，活动性强，户外活动更多，而且爸爸在教育的时候有更多的竞赛性内容，让宝宝自然地学会面对挫折，同时开阔视野和心胸，这是妈妈没办法完全取代的，因此，爸爸最好不要缺席宝宝的早教。

据研究显示，有爸爸长时间陪在身边，并且跟爸爸互动较多的宝宝，数学能力更突出，而且心胸更广阔，也更富有责任感，性格更加健康和阳光。而长期缺乏爸爸教育的宝宝长大后可能会表现出缺乏自信心、没有锐气、较女性化等特点，做事也不果断，更容易瞻前顾后。

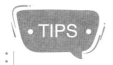

爸爸不在身边时

妈妈不能完全取代爸爸在教育中的作用，如果是夫妻两地分居，要设法增加男性在宝宝生活中的影响力。如，让宝宝更多地接触其他男性，如祖父、叔叔、舅舅，让宝宝感受来自男性的特质和魅力，让他的生活中增加更多男性的内容。或多跟宝宝提起他的爸爸，告诉他爸爸在外地如何努力工作，如何刻苦学习，如何乐观地生活，如何关心周围的朋友，等等，让宝宝更爱自己的爸爸，并不自觉地模仿爸爸，从而培养出更多优秀的特质。

教育宝宝要"以身作则"

每个宝宝从降生到这个世界上起就开始了他的模仿事业。而父母作为与宝宝相处时间最长的人，必定会成为宝宝首要模仿对象，受到宝宝的全方位模仿。因此，父母一定要时常注意自身的行为和习惯，为宝宝树立一个好的榜样。

实际上，与其一遍一遍地把规矩讲给宝宝听，不如直接做给他看，给宝宝一个好的"范本"。举例来说，如果父母希望宝宝从小尊重他人、爱护他人，那么在带着宝宝外出时父母就该主动和碰到的熟人打招呼，或者帮助需要帮助的人；如果父母希望宝宝养成良好的生活习惯，那么父母本身就应该具备这样的生活习惯。父母作为宝宝模仿的对象，其正面行为会潜移默化地推动宝宝做出同样的正面行为，而宝宝的这种模仿行为逐渐会转化为其自觉的行为，最终成为一种良好的习惯，伴随其终生。

要让宝宝感受到关爱

爱是宝宝成长最大的养分，比一切营养都重要。让宝宝在爱意中成长，对他的身体、心灵的健康成长有着直接的和不可估量的作用。一个从小不被父母疼爱的宝宝，可能会不爱别人，还不会信任他人，缺乏安全感，做事谨小慎微，猜疑心重。疼爱是不会宠坏宝宝的，父母可以给宝宝再充分一点儿的关爱。

当然，没有不爱自己宝宝的父母，但有可能父母不知道怎么去表达对宝宝的爱。其实，宝宝是那么的敏感，他能从父母的行为、态度、说话的语气中感受到爱。当父母把宝宝舒舒服服地抱在怀里时，对着宝宝开心地笑时，投入地陪着宝宝玩耍时，让宝宝独自玩耍但能让他一转眼就看到父母在身边时，耐心地陪宝宝说话聊天时，轻声细语地给宝宝讲睡前故事时，给发脾气的宝宝和颜悦色地讲道理时，都能很好地将爱传达给宝宝。只要父母用心去做了，宝宝一定能感受到爱。

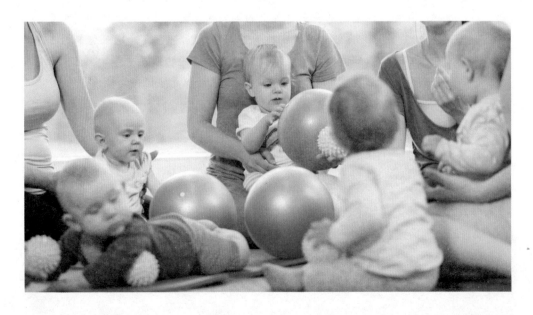

爸爸妈妈最关注的问题

婴儿生长发育

婴儿期是人体生长发育最为迅速的时期，表现为体重从出生时的3千克左右增至1岁时的9千克以上，身高从50厘米左右增至75厘米左右，头围从34厘米左右增至46厘米左右。

婴儿生长发育参考指标

月龄	体重（千克）		身高（厘米）		头围（厘米）	
	男	女	男	女	男	女
1个月	3.09～6.33	2.98～6.05	48.7～61.2	47.9～59.9	33.3～40.7	32.6～39.9
2个月	3.94～7.97	3.72～7.46	52.2～65.7	51.1～64.1	35.2～42.9	34.5～41.8
3个月	4.69～9.37	4.4～8.71	55.3～69.0	54.2～67.5	36.7～44.6	36.0～43.4
4个月	5.25～10.39	4.93～9.66	57.9～71.7	56.7～70.0	38.0～45.9	37.2～44.6
5个月	5.66～11.15	5.33～10.38	59.9～73.9	58.6～72.1	39.0～46.9	38.1～45.7
6个月	5.97～11.72	5.64～10.93	61.4～75.8	60.1～74.0	39.8～47.7	38.9～46.5
7个月	6.24～12.20	5.90～11.40	62.7～77.4	61.3～75.6	40.4～48.4	39.5～47.2
8个月	6.46～12.60	6.13～11.80	63.9～78.9	62.5～77.3	41.0～48.9	40.1～47.7
9个月	6.67～12.99	6.34～12.18	65.2～80.5	63.7～78.9	41.5～49.4	40.5～48.2
10个月	6.86～13.34	6.53～12.52	66.4～82.1	64.9～80.5	41.9～49.8	40.9～48.6
11个月	7.04～13.68	6.71～12.85	67.5～83.6	66.1～82.0	42.3～50.2	41.3～49.0
12个月	7.21～14.00	6.87～13.15	68.6～85.0	67.2～83.4	42.6～50.5	41.5～49.3

这些因素影响宝宝的生长发育

影响宝宝生长发育的因素有以下几方面：

遗传

遗传对宝宝的生长发育有一定影响。

营养

从宝宝在子宫内的生长发育开始，营养状况就是一个重要的影响因素。如果营养素供给比例适当，生活环境也适宜，宝宝的生长潜力会得到最好的发挥。合理调配膳食是维持人体良好的营养状况和健康的基础，丰富而又平衡的膳食能够促进宝宝生长发育。

睡眠

宝宝从出生开始，生长激素在睡眠时分泌旺盛，晚上10时至次日凌晨2时可出现一个分泌高峰。因此，父母一定要保证宝宝有充足的睡眠，且应做到在晚上9时左右入睡。

锻炼

利用自然条件进行体格锻炼对增强体质、提高发育水平和降低生病率有很大作用。锻炼能促进新陈代谢、消化吸收和血液循环，有利于生长发育。

疾病

大多数疾病会明显影响宝宝的生长发育。比如：急性感染性疾病会使体重减轻；长期慢性疾病会影响到体重和身高；内分泌疾病会导致骨骼生长和神经系统发育迟缓；而先天性心脏病会导致生长迟缓。

环境和气候

人体学研究已经证明，每年3~5月是儿童的加速生长期。此外，合理的生活方式、清新的空气、没有噪声和污染的环境，均有利于宝宝体格和精神的发育。

宝宝突然瘦了是生病了吗

一般来说，宝宝的体重会随着年龄的增长而不断增长，而宝宝患病、厌食等情况可能导致宝宝变瘦。如果宝宝胃口还不错，可却一天比一天瘦，妈妈要留心，宝宝有可能患了"吸收不良综合征"，通俗地讲，就是由于小肠黏膜的吸收出现问题，造成蛋白质、脂肪、碳水化合物、维生素等的吸收异常。

临床表现如下：

1.腹泻，大便色淡、量多、恶臭，每日大便数次，甚至数十次。

2.电解质紊乱以及维生素缺乏，手脚容易抽筋，角膜干燥，有脚气病，骨软化。

3.腹部饱胀，有时腹痛、倦怠、乏力。

4.宝宝越养越瘦。

5.全身无力，体力比同龄儿童差。

如果宝宝只是在某一个时间段瘦了，之后又长好了，可能是正常的生理现象，妈妈不需要太担心。宝宝生长发育虽然有一定规律，但是在一定范围内受到多种因素的影响，也存在相当大的个体差异。所谓正常值也不是绝对的，要考虑不同的影响因素，才能做出较正确的判断。而且这也是一个较为长期的事情，爸爸妈妈不能仅用一段时期的标准，来衡量宝宝的生长发育是否正常。

如果宝宝 6 个月了还不会翻身怎么办

6个多月的宝宝如果还不会翻身，并且已经进行了合理训练，排除了太胖、穿得太厚等不方便行动的因素，要考虑是否有疾病困扰的可能。其中最严重的疾病是脑瘫，父母总结一下宝宝的行为，如果在新生儿期哺乳困难、不会吮吸、哭声微弱、过分安静、全身松软或僵硬，并且好打挺；两三个月时，俯卧不能抬头、不注意看人、

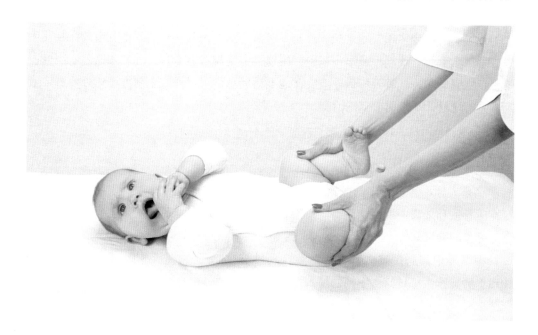

不会凝视、不会主动伸手抓物，换尿布、衣服都比较困难等；到了四五个月时，宝宝仍然不能凝视、不能被逗笑、双手握拳、胳膊后伸、身体僵硬、下肢交叉等；在六七个月时不会坐，手抓物很快松开，这些现象很可能是脑瘫的表现，最好去医院检查，进行干预治疗。

6个月是发现脑瘫的关键月龄，如果脑瘫能在6个月内发现并治疗，可最大限度地改善疾病的预后。

宝宝10个月了还不会爬是怎么回事

有的宝宝在六七个月就会爬，但较多的是在大约8个月时，但有的宝宝到了10个月仍然不会爬。

爬行并不能作为判断宝宝发育是否良好的准则，因为不是每个宝宝都会经历这个阶段。有些宝宝根本没爬过，就直接站立起来，沿着家具摸索前进。所以，若10个月的宝宝还不会爬，爸爸妈妈先不要着急，观察观察再说。

而且，宝宝爬行的姿势各有不同。有些会往后，或往侧边方向爬行，可就不往前；有的借助膝盖；还有的则是手和脚并行，这个姿势出现，离走路便不远了。然而，爬行姿势优不优美并不重要，宝宝试图靠自己的力量移动才是重要的。在宝宝学爬行之前，一定会坐了。至于二者之间的衔接如何，并无关系，除非宝宝在好几个地方有明显的发育迟缓。

另外，有些宝宝不是不会爬，而是没有机会学。因为爸爸妈妈把宝宝放在婴儿床里、手推车上、游戏围栏或学步车中，所以，宝宝没法展示自己的"才能"。因此，要想让宝宝学爬行，就要尽量让宝宝在地上活动。你可以在宝宝前方不远处放置宝宝最喜爱的玩具，来吸引宝宝向前爬。

补钙

钙是人体中含量最多的矿物质，占人体体重的1.5%～2.0%。其中绝大部分的钙存在于骨骼和牙齿中。0～3岁是宝宝发育的重要阶段，如果缺钙，就会直接影响到骨骼与牙齿的健康。

根据《中国居民膳食营养素参考摄入量第2部分：常量元素》（WS/T 578.2—2018）的推荐，每日膳食中钙的摄入量是：

0～6个月：每天需要约200毫克。

6～12个月：每天需要约250毫克。

1～3岁：每天需要约600毫克。

妈妈可以简单地计算一下宝宝是否能从日常所需的食物中摄取足够的钙，如果不能，妈妈要给宝宝补钙。

怎样判断宝宝是否缺钙

准确判断宝宝是否缺钙还需去医院做相关检查，不过，有一些症状可初步判断宝宝是否缺钙。

宝宝缺钙的症状首先表现在入睡难，如不易入睡、不易进入深睡眠状态，入睡后爱啼哭、易惊醒，入睡后多汗。

宝宝缺钙严重会出现抽筋、胸骨疼痛，甚至出现X形腿、O形腿、鸡胸等。

日常生活中缺钙的宝宝会厌食、偏食，白天烦躁、坐立不安，学步晚、出牙晚，牙齿排列稀疏、不整齐、不紧密，头发稀疏，健康状况不好，容易感冒等。

以上症状也可能是宝宝生长发育的正常现象，所以妈妈不能一看到宝宝出现上述症状就认为宝宝缺钙。建议当宝宝出现以上症状时，妈妈可让宝宝多吃含钙丰富的食物，并注意补充鱼肝油，不要盲目补钙。若高度怀疑宝宝缺钙，可以咨询医生。

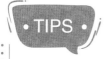

容易缺钙的宝宝

1.早产儿、双胞胎和低出生体重儿因胃肠道功能欠佳，对矿物质的吸收能力相对较弱，容易出现缺钙现象。

2.生长速度较快的宝宝，对钙的需求量也大，要及时补充。

3.爱生病，长期反复腹泻的宝宝，要及时补钙。

补充维生素D

不论是母乳、配方奶粉，还是辅食，都含有宝宝生长发育所需的钙质。食物中的钙质是否能被吸收，并进一步进入骨骼，与体内维生素D的含量有关。佝偻病最常见的是维生素D缺乏性佝偻病。仅补钙并不能预防和治疗佝偻病，反而会影响锌、铁、铜等微量元素的吸收。

对于还没有添加辅食的宝宝，若母乳里的维生素D含量比较低，宝宝应该补充维生素D，或者含有维生素D的鱼肝油。

宝宝两岁以后，生长发育速度减慢，户外活动增多，饮食日益多样化，一般已不需要预防性地补充维生素D了。

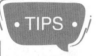

经常晒太阳有助于补充维生素D

太阳光照射皮肤会促进维生素D的生成。虽然不知道晒多久的太阳能产生足够的维生素D，但如果天气转暖，还是要带宝宝外出晒太阳，日照皮肤时间长的同时还应减少口服维生素D的用量。

不要盲目给宝宝补钙

并不是所有的宝宝都要补钙，如果一日三餐能给宝宝提供足够的钙，如每天给宝宝吃奶或奶制品，再加上蔬菜、水果或豆制品中的钙，已经足够满足宝宝每天钙的需要量，就不必再补钙了。

有的父母误解了钙的作用，以为单纯补钙就能给宝宝补出一个健壮的身体。把钙片作为"补药"或"零食"长期给宝宝吃是错误的。少数宝宝长期补钙过量，还可能患上"鬼脸综合征"：长着一张大嘴，上唇突出，鼻梁平坦，鼻孔朝天，两眼距离甚远，表情也怪异。

所以父母应咨询专业人员（如儿科医师或营养师），评估宝宝每日饮食中钙质的摄取量，再来决定是否要使用钙片，以及选择何种形式的钙片。钙质的补充有许多途径，"药补不如食补"，自然饮食内的钙质最好，切忌盲目地给宝宝补充过多而无用的钙片。

以目前国内的生活水准而言，只要宝宝定量地喝奶，且没有刻意偏食，日常饮食中的钙质已足够供应身体发育所需。

适当添加含钙丰富的辅食

宝宝的胃肠功能相对来说比较弱，选择一些容易消化吸收的食物比较好，添加辅食的原则是从少样到多样，从细到粗，一般情况下，宝宝6个月以后可以适当地添加一些含钙丰富的辅食。含钙比较多的辅食有蒸鸡蛋、排骨瘦肉粥、蔬菜粥等。食物种类也应尽量多元化。

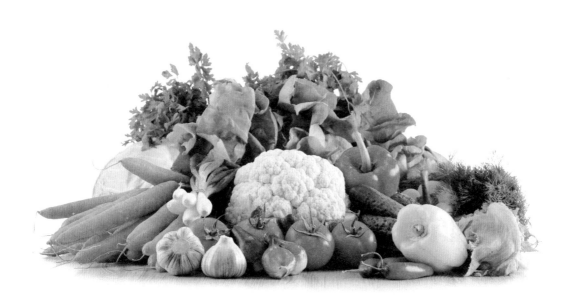

给宝宝补钙要注意吸收

钙质吸收量的多少，除了依照食物中含钙量的多少而定外，还需以身体吸收的难易程度来决定。大体而论，肉类、奶、软骨、小鱼干中的钙质，很容易被小肠所吸收利用；但如果让含高钙及高蛋白质的食物与含草酸高的食物一起调配食用，则不利于钙质的吸收，因为这些食物中的草酸，会与钙质结合成不溶性的草酸钙，不但人体无法吸收，食入过多的草酸，还会出现头发干燥、腹泻、缺钙及发育缓慢等现象。

维生素D可帮助钙质的吸收及贮存。皮肤经过充足的日晒，有助于身体内活性维生素D的合成，所以要鼓励宝宝晒太阳，并吃些含维生素D的食物，如：蛋黄、肝脏。此外，运动有助于身体将钙质贮存于骨骼中，反之卧床过久，骨骼中的钙质就会大量流失。

钙剂的选择

如果妈妈母乳不足，宝宝又不吃配方奶，并开始出现缺钙的一些症状，经医生诊断宝宝确实缺钙，需要补充钙剂，妈妈可以遵医嘱给宝宝补充一些钙剂。选择钙剂时要考虑到是否适合宝宝娇嫩的胃肠。对宝宝来说，最适合的是乳钙，其次为葡萄糖酸钙、乳酸钙，最后考虑碳酸钙。

乳钙从牛奶中提取，比较容易被人体消化吸收，适合宝宝胃肠，服用之后一般没有便秘、腹泻、胃口不好等问题。乳钙中的钙虽然含量较低，但是吸收率很高。所以，给宝宝选钙剂，乳钙可以排在第一位。

不要空腹服用钙剂

不要让宝宝空腹服用钙剂。钙剂的最佳服用时间是饭后半小时，此时服用钙剂，吸收率最高，利用率最好，能充分发挥钙剂的各种效能。另外，夜间血钙浓度低，所以，睡前服钙剂也有利于钙的吸收。鱼肝油和钙剂不一定要同时服用，一般鱼肝油可以在吃早餐时服用。

长牙

出生时，婴儿的乳牙早已存在于颌骨内，并开始发育。宝宝一般在出生后4～10个月从下颌的大门牙（中切牙）开始长牙，但也可能提早到3个月，或延后到12个月才长牙。大约到了30个月时便长满完整的20颗乳牙。

乳牙萌出的顺序

宝宝20颗乳牙的萌出是有顺序的，虽然不一定一成不变，但是也可以作为参照的依据。

	牙位	长牙时间	长牙顺序
上排牙齿	中切牙	9个月	2
	侧切牙	9个月	2
	尖牙	24个月	5
	第一乳磨牙	18个月	4
	第二乳磨牙	30个月	6
下排牙齿	第二乳磨牙	30个月	6
	第一乳磨牙	18个月	4
	尖牙	24个月	5
	侧切牙	12个月	3
	中切牙	6个月	1

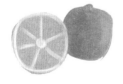
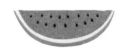
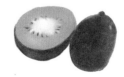

出牙晚是因为缺钙吗

宝宝出牙早晚与补钙没有关系，与遗传有非常密切的关系。因为胎儿后期，乳牙胚和恒牙胚就已形成。若真的缺钙，会发现宝宝的牙齿有裂痕或者易碎现象，这种情况非常少见。在预计宝宝出牙时间时，可以参考父母出牙的时间。

从平均出牙时间来说，宝宝出生后4~10个月开始出牙，平均一个月出一颗牙。但有的宝宝出牙晚，妈妈无须太担心。

有的妈妈一见宝宝该出牙时没长牙以为是缺钙，就给宝宝吃鱼肝油和钙片，这是不可取的。宝宝出牙原因有多种，可能是遗传原因，也可能是妈妈怀孕时缺乏一些营养，也可能是宝宝缺钙。总之，宝宝出牙晚不一定都是缺钙引起的。若宝宝乳牙萌出延迟，要去医院看医生。

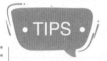

诞生牙和新生牙

有的宝宝一出生就有牙齿萌出，称为"诞生牙"。出生后1个月内，就有乳牙萌出，称为"新生牙"。诞生牙和新生牙多见于下颌中切牙。这些牙齿多数没有牙根或牙根短小，有的极度松动。由于松动的诞生牙和新生牙有影响宝宝哺乳及脱落后被宝宝吸入气管的危险，所以常常被拔除。

宝宝长牙时会出现这些症状

长牙期间宝宝会有一些异常表现，不同的宝宝表现也不同，总体来说，主要有以下几个方面：

流口水

出牙时产生的过多唾液会让宝宝经常流口水。

牙龈痒

宝宝将要出牙时可能因为牙龈痒，喜欢把东西放到嘴里啃咬，等牙齿都长出来了，这些症状就会消失。妈妈可以买一些牙胶或磨牙棒之类的产品让宝宝咬，一来可以缓解不适，二来还能训练宝宝的咀嚼能力，一举两得。

发热

有的宝宝长牙齿时会发热，体温达到高热，但只要精神好、食欲旺盛，就无须特殊处理，让宝宝多喝些温开水就行了；如果体温达到高热，并伴有烦躁、哭闹、拒奶等现象，则应及时就诊。

烦躁

出牙前的宝宝出现啼哭、烦躁不安等症状时，一般只要让宝宝咬磨牙棒，转移其注意力，通常会安静下来。另外，还可以在宝宝出牙时给他做脸部按摩，以放松脸部肌肉，也可达到较好的效果。

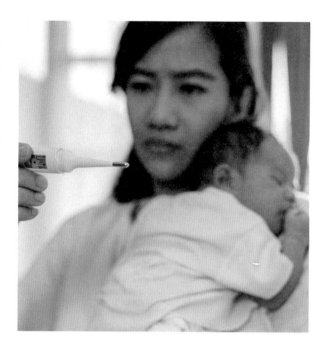

胃口不好

出牙的不适会使宝宝胃口不佳，这时妈妈不要强行喂食宝宝。待宝宝牙齿长出，胃口自然会好。

为宝宝准备磨牙食品

大多数宝宝4～10个月的时候开始长牙。长牙的时候，牙龈发痒，宝宝常逮到什么就啃什么，在这个时候妈妈可以给宝宝准备些磨牙食品，既缓解牙龈不适，又能锻炼咀嚼能力，避免宝宝把不洁的东西放到嘴里啃。

市面上有磨牙饼干，可以给宝宝买一些，市售的地瓜干也很好，不过市面上买回的地瓜干一般都比较干硬，宝宝嚼着困难。可以在米饭焖熟之后撒在米饭上再焖一会儿，地瓜干就又香又软了，放凉就能给宝宝抓着吃了。当然，最适合的还是自制蔬菜条，比如把胡萝卜、西芹等洗净，切成适合宝宝抓握的长条，给宝宝抓着吃，也能起到磨牙的作用。太脆的水果做磨牙食品，如苹果、梨，没有蔬菜那样的韧性，宝宝很容易就能咬下小丁，一旦咽下去可能造成卡喉，所以不能切得太细，而是要大一些、粗一些。可以先将苹果、梨用水煮过，增加韧性，再切条。

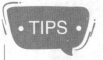

不要给宝宝咬甘草

有很多老人都会给长牙的宝宝咬甘草，以防止宝宝"吃"手、"吃"玩具等，宝宝之所以喜欢吃甘草是因为甘草有甜味，但甘草是中药，3岁以下小儿不可服用，不要随便给宝宝咬。

这样保护宝宝的乳牙

从宝宝长牙开始，妈妈就要注意保护宝宝的乳牙，应避免宝宝经常出现以下行为：

平躺着喝奶

拿着奶瓶平躺喝奶，下颌必然要前伸才能叼住奶嘴，养成习惯就会造成整个下颌突出，下牙畸形。经常含着奶嘴睡觉，牙齿被浸泡在奶液中，使口腔内的细菌大量繁殖，久而久之就会造成龋齿。

用一侧牙齿咀嚼

嚼东西时老用一侧牙齿，日久就会造成整个面形偏歪，这对整个面形的影响是非常大的，而且长大后做矫正也比较难。

剔牙

宝宝牙缝有东西一定不要用牙签剔，而要用牙刷轻轻刷出来。否则，牙缝会慢慢变宽，食物残渣更容易嵌进去，造成牙龈发炎。

上火

宝宝体质与成人不同，他们新陈代谢旺盛，生长发育快速，中医称之为"纯阳之体"。其在正常状态下维持着一种动态平衡，一旦有外部原因打破了这种平衡，就容易出现阳盛火旺，即上火。

宝宝上火可引起其他疾病，比如咽炎等，还会导致胃肠道功能紊乱、睡眠质量下降等，所以要早发现、早治疗，预防更严重的情形发生。

宝宝容易上火是体质原因

上火是民间的通俗说法，在现代医学里的概念是炎症，大多是因为细菌、病毒侵袭身体，使身体机能运行不良，或者由于过敏、组织损伤、异物等所致。

在日常生活中，宝宝特别容易上火，因为宝宝的消化系统发育还不健全，可是身体生长发育却很快，需要较多、较均衡的营养，一旦安排不好，就会出现失调现象，某些营养摄入过多，消化不了，或协助消化的水分摄入不足，就容易出现消化不良，导致积食、大便干结，表现出上火的症状。

此外，空气温度太高、太干燥也容易引起上火，所以室内温湿度最好控制一下：温度控制在24～26℃，湿度控制在55%～65%。

宝宝上火的表现

宝宝上火后，表现很明显，首先是口腔上的变化，或者是舌尖发红，或者是舌苔黄腻、口苦口干、口舌生疮，也可能是口臭、牙痛、牙龈红肿、牙根发炎；其次表现在眼睛上，有眼干、眼痒、眼屎分泌多等症状；最后表现在大小便上，小便黄、大便干燥。当宝宝有以上表现时，就要怀疑可能上火了。

以上的症状结合宝宝在食欲和精神上的变化，就更容易判断了。一般上火的宝宝食欲都不佳，但却十分想喝水，另外大多有烦躁、心烦意乱的情形，多数很难入睡，入睡前哭闹，睡着后也是多梦，极易醒来，还特别暴躁、爱发脾气。

如何预防

预防宝宝上火主要注意以下几点。

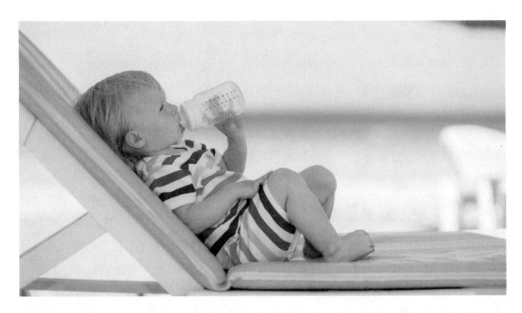

进行母乳喂养

宝宝出生后最好给予母乳喂养并保证充足的母乳量，因为母乳是宝宝最理想的食物，母乳中的低聚糖的浓度很高，达5～15克/升或更多，可以促使肠道中有益菌的繁殖，让宝宝少上火。

注意饮食

应适量多给宝宝吃些绿叶蔬菜，如白菜、芹菜等。水果不但含有丰富的营养且能够帮助消化，经常性地让宝宝多吃水果，特别是应季水果，是有利于宝宝生长发育的。

多喝水

要培养宝宝喝白开水的习惯，补充宝宝体内所需的水分，同时也有利于清理肠道，排出废物等。如果宝宝不爱喝白开水，可以稍加一些果汁类的东西。

劳逸结合

在起居上要保证宝宝有足够的睡眠，因为睡眠不够或是睡眠质量不好，也易引起上火。还要注意保持室内的环境清新，让宝宝保持愉快的心情。此外也要考虑劳逸结合，切不可让宝宝过度疲劳。

防治便秘

从小培养宝宝良好的进食习惯和排便习惯，不挑食、不偏食、每天定时排便1～2次。对已患有慢性便秘的人工喂养儿，可以每天适量喂一些香蕉。

宝宝上火重在食疗

宝宝上火重在食疗，调理饮食才是最根本的。吃了太多甜食、肉食，不喜欢吃水果、蔬菜的宝宝很容易饮食停滞、脾胃失调，从而上火，所以上火后要调整饮食，吃得尽量清淡些，将胃肠调理好。另外，可以多给宝宝吃一些有助于降火的水果和蔬菜，如柚子、梨、西瓜、白菜、芹菜、茭白、茄子、番茄、冬瓜、黄瓜等。这有助于解决因为上火引起的大便干结、皮疹等问题。

另外，宝宝上火时妈妈最好给宝宝喝一些清凉解暑的汤水，如白菜叶水，用适量白菜叶加水煮开即可，喝汤、吃菜叶，都有很好的降火作用。那种用夏枯草、鱼腥草等中草药熬的凉茶，宝宝还是尽量少喝，以防伤胃。

免疫力低

宝宝免疫力较成人低，容易感冒生病，这是正常的。妈妈不要因为宝宝爱生病而太过担心，只要护理得当，一般的小病小痛，宝宝都能坚强地挺过去。而且，在不断生病的过程中，宝宝的免疫系统会不断完善，这种爱生病的状态过两三年就会得到改善。

宝宝6个月后免疫力下降

宝宝在六七个月的时候，妈妈可能会发现他生病的频率高了，咳嗽、头痛、感冒、发热总是接踵而至，隔三岔五就来一场，这是宝宝免疫力下降导致的。

刚出生的宝宝虽然也很脆弱、娇嫩，但是他有从妈妈体内带来的免疫球蛋白等抗体，还可以从母乳中继续获得免疫球蛋白、乳铁蛋白等抗体，所以较少生病，偶尔打喷嚏、感冒、发热都可以自愈。到了第6个月以后，宝宝从妈妈体内带来的抗体会逐渐消耗掉，但是自身的免疫系统发育还不成熟，没有建立起来。没有了防御系统，各种细菌侵入，生病就是很自然的事情了。如果是人工喂养的宝宝，未能从母乳中获得抗体，可能比母乳喂养的宝宝更易生病。

增强宝宝免疫力的方法

提高宝宝免疫力关系到多个方面，比如营养均衡、生活规律等。总体上来说，宝宝只要吃好、睡好、玩好就不会有什么问题。父母可以从日常生活的方方面面来提高宝宝的免疫力。

1.不要经常让宝宝在家待着，多带宝宝外出散步，呼吸新鲜空气，也适当地接触一下家人之外的人，这可以刺激他的免疫反应，增强免疫力。

2.经常带宝宝做皮肤锻炼，并且多做抚触，这有利于宝宝的体质、中枢神经系统和免疫功能的发育。

3.坚持母乳喂养，合理搭配饮食，基本做到营养平衡。另外，还要多喝水，水可以加快新陈代谢、提高身体机能。

4.如果宝宝稍有不适，不要急着吃药，给宝宝的免疫系统一定的锻炼，有助于提高免疫力。没有细菌感染的情况下，不要使用抗生素。

5.让宝宝保持规律的作息习惯，保证充足的睡眠。睡眠不良会影响宝宝体内T细胞，而这种细胞是负责对付疾病感染和肿瘤的。另外，充足的睡眠可以帮助宝宝恢复体力，体力好，免疫力就好。此时的宝宝每天应该睡够12～15个小时。

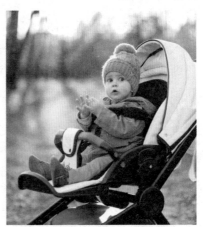

6.勤给宝宝换衣服、勤洗手，但家里不必过于干净。过于干净的环境让宝宝接触不到适量的细菌，免疫力可能就会低下，因此家里不要天天消毒，隔3～5天消一次毒就足够了。

7.疫苗也是提高免疫力的一种方法，父母要记得给宝宝定时接种计划内疫苗。

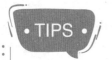

不要给宝宝服用保健品

市面上有很多打着提高免疫力旗号的保健品，主要有蜂胶、蜂王浆、蛋白粉、螺旋藻、花粉等产品，不要盲目买给宝宝服用。大多数保健品中含有激素，宝宝长期服用易导致性早熟，对身体的危害是长期的。

保护宝宝肠道健康

除了掌管消化、吸收、分泌功能外，肠道还肩负着相当大的完成人体免疫大计的重任，如果肠道健康，受益的可不仅是肠道，还会惠及全身。反之，如果肠道不够健康，整个人也会处在免疫力低下的非正常状态。

肠道健康与否，从观察宝宝大便性状可以得知。正常人的肠道里有"好菌"也有"坏菌"，二者平衡才构成了健康的肠道。当菌群遭到破坏，肠道功能紊乱，大便就会出现异常情况，出现腹泻或便秘，因此通过观察大便，我们就可以很容易推断出身体肠道内的健康情况。如果宝宝的大便软硬度刚刚好且排便规律，就说明他的肠道是健康的。

因此，妈妈要注意保护宝宝肠道健康，尽量做到给宝宝吃均衡营养的膳食，不要给宝宝食用过冷、过热的食物，切忌暴饮暴食。

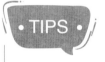

不依赖益生菌制剂

益生菌能提高肠道免疫力。益生菌可以帮助抑制肠道炎症，维持肠道菌群平衡，使宝宝不容易出现肠道疾病。但需注意，任何药物或补剂，除有效成分外，还有添加剂、稳定剂等，对于肠道问题，应先找原因，不要过分依赖益生菌制剂。

不要让宝宝处于无菌的环境

细菌在人体免疫功能的发育中起着至关重要的作用，如果平时没有接触细菌的机会，周围环境太干净，肠道就无法发育成熟。因此，家里应少用化学消毒剂，让宝宝适量接触细菌，少量细菌进入宝宝的肠道内，这对他之后肠道的免疫功能的建立和成熟非常有好处。

所以，对于母乳喂养的宝宝，不建议妈妈每次在喂奶前先将乳头擦洗干净，因为宝宝在吮吸时，可以适当吃到妈妈乳头及乳头周围皮肤上的细菌，有利于宝宝肠道的发育成熟。

宝宝餐具只需用开水烫洗即可达到消毒的作用，不要过多使用化学消毒剂。如未清洗干净，残留的消毒剂进到人体内，会对宝宝肠道本身、肠道内菌群产生不利影响。物理清洗方式应该成为主流。

不要给宝宝滥用抗生素

抗生素只针对细菌感染，不是治疗发热、咳嗽、腹泻的"万金油"。如果是病毒性感染引起的咳嗽、发热，抗生素不仅不会起作用，还会因误杀细菌使得宝宝体内正常的菌群遭破坏，影响人体的免疫功能，加重病情。只有确定这些疾病是由细菌感染引起的，抗生素才能发挥应有的作用。

建议在服用抗生素后两小时，适当服用益生菌，这样能减少正常的菌群被破坏，并使肠道免疫功能尽快得到恢复。

宝宝爱流口水怎么办

到了第3个月，大部分宝宝会开始流口水。虽然长流不止的口水会使父母觉得很烦恼，但对宝宝来说，这却是一个必须经历的阶段。

流口水时的护理

如果任由口水流淌，流到宝宝的嘴角、脸蛋、脖子甚至胸部，容易刺激宝宝的皮肤，使宝宝的皮肤发红、长湿疹，因此必须及时擦干，并在平时的生活中小心护理。

用柔软的毛巾擦拭

给宝宝擦口水最好用柔软、吸水性强的棉手帕或毛巾，不要用含香精的湿纸巾给宝宝擦拭，以免使他的皮肤受到刺激。给宝宝擦口水的手帕和毛巾要经常烫洗，以免引起感染。给宝宝擦口水时，动作一定要轻，最好轻轻地把手帕或毛巾贴在宝宝的皮肤上，将口水吸干，而不是来回擦。为了预防皮肤受损，父母还可以用温水清洗口水流过的地方，然后为宝宝涂上婴儿润肤露，从而保护宝宝的皮肤。

使用围嘴

为了防止口水弄脏衣服，父母还可以用干净、柔软、吸水性强的毛巾做成围嘴，给宝宝围在身上。过大、过长、有太多花边、用橡胶或油布做成的围嘴都不适合宝宝，最好不要选用。父母可多做几条围嘴备用，这样可以及时给宝宝更换被口水打湿了的围嘴。只有保持围嘴的整洁和干燥，宝宝使用时才会感到舒服，并乐于使用。

哪些疾病能引起宝宝流口水

流口水是宝宝发育过程中的必经阶段，只要宝宝健康、正常，流得再多也没有关系。但是，有些疾病也可以引起流口水，这时就需要提高警惕了。

可以引起宝宝流口水的疾病有以下几种。

脑部疾病：如脑性瘫痪、先天性痴呆等，这类原因引起的流口水通常持续不断，同时宝宝的吸吮能力比较弱，吃奶时经常呛咳。

先天性自主神经功能障碍：除了口水很多，宝宝还经常发热（不明原因的高热），爱流汗，但泪水很少，甚至完全没有眼泪。

疱疹性口腔炎：宝宝不但流口水，嘴唇、嘴角还会出现疱疹。

感冒：感冒很容易引起鼻塞，宝宝因鼻塞而呼吸不畅时会张口呼吸，这时可能就会流口水。

如何给宝宝喂药

宝宝生病时往往需要给他喂药，这时，父母就遇到了麻烦，哪个宝宝喜欢吃药呢？面对吃药，大部分宝宝的反应都是紧闭小嘴，大哭大闹。结果，父母累得满头大汗，还是无法完成"任务"。其实，这是喂药方法不对造成的。如果能用正确的方法给宝宝喂药，就会轻松得多。

喂药前的准备

给宝宝喂药时要先准备好药品。宝宝不喜欢吃味道苦、涩、酸或有特殊气味的药，父母在为宝宝选择药品时要充分考虑到这一点，尽量选择宝宝喜欢的口味（比如水果口味的药水）和剂型（比如糖浆），以免使宝宝产生抗拒心理，拒绝吃药。

此外，父母还应该洗净双手，把喂药用的小勺子、滴管、水杯或喂药器放在方便拿到的地方。准备好给宝宝漱口的白开水，喂药后帮助宝宝消除药液残留在口中的味道。

喂药的时间选择

喂药的时间最好选择在两次吃奶中间，一般在第二次吃奶前30分钟至1小时进行。这样可以避免宝宝因吃完药后又马上吃奶而导致的呕吐。如果所喂的药对胃的刺激性比较大（如铁剂），可以选择在吃奶后1小时喂。

喂药的具体操作

不同的药有不同的喂法，现在把几种给宝宝用药的喂药步骤罗列在下面，希望能为父母提供一些帮助。

药水、糖浆的喂服步骤：

1.妈妈抱着宝宝坐在床上或椅子上，让宝宝半躺在自己的手臂上。

2.用手指轻按宝宝下巴，让宝宝张开小嘴。

3.用滴管或针筒式喂药器吸取少量药液，慢慢送进宝宝口中。

4.轻抬宝宝下颌，促使其吞咽。

5.重复上述动作，直到喂够应服的剂量。

6.用小勺子舀一些白开水喂到宝宝口中，给宝宝漱口，帮宝宝消除口中的味道。

油类软胶囊（如鱼肝油）的喂服步骤：

1.妈妈抱着宝宝坐好，用上述方法让宝宝张开嘴。

2.用滴管吸取适量药物，慢慢送入宝宝口中。有些鱼肝油是小剂量的尖头胶囊，只要剪开直接滴即可。

3.用小勺子舀少量白开水喂到宝宝口中，帮宝宝漱口。

药片的喂服步骤：

1.将药片碾碎，并捣散成粉末状。

2.用小勺子取少量药粉，用温开水调成糊。

3.用手指轻按宝宝下巴，让宝宝张开小嘴。

4.将药糊送入宝宝口中。

5.在奶瓶中装入适量白开水给宝宝吮吸，帮助宝宝将药咽下。

如何帮宝宝预防蚊虫叮咬

夏天，父母就应该把防蚊、驱蚊当成一件大事，努力保护宝宝，使其免受蚊子的侵扰和危害。

一些常见的防蚊方法

1.挂蚊帐：挂蚊帐是最传统的驱蚊方法。它的好处是安全、无毒，不会对宝宝产生任何刺激，防蚊效果也不错；缺点是不稳定，一旦宝宝或大人将蚊帐弄得有了缝隙，蚊子就会直接进去，导致蚊帐不能起到防蚊的效果。

2.点蚊香：目前家庭中使用的蚊香主要有两种，一种是盘香（就是普通蚊香），一种是电蚊香。盘香的主要成分是除虫菊酯，有一定毒性（毒性比较小），却有不错的驱蚊作用。有些蚊香为了增强驱蚊效果，还添加了有机磷类、氨基甲酸酯类等成分，驱蚊效果是好了，毒性也大大上升了。这些蚊香会对宝宝产生一定的危害，不建议有宝宝的家庭使用。电蚊香和盘香比起来，电蚊香的毒性要小得多，属于高效又比较安全的蚊香。但是电蚊香也有一些毒性，如果想用电蚊香来驱蚊，最好放在通风良好的地方，并且使用的时间不要太长。

3.涂防蚊液：防蚊液的主要成分是避蚊胺，它能够干扰蚊子的嗅觉系统，从而达到驱蚊的效果。防蚊液的浓度越高，驱蚊效果就越好。但宝宝的肌肤和呼吸系统都比较娇嫩，所使用的防蚊液浓度一定不能高于10%，且未满两个月的宝宝不建议使用。使用前，父母可先将少量防蚊液涂在宝宝的上臂内侧看看是否过敏，过一会儿如果确认没有不良反应，再给宝宝涂抹其他部位。不要将防蚊液涂在宝宝的手、脚上，以免宝宝吃手或脚时将防蚊液吃进体内。

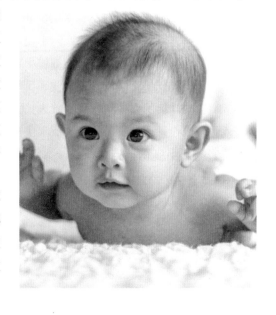

4.花草防蚊：万寿菊、除虫菊、薄荷、薰衣草、天竺葵、百里香等花草都可驱避蚊子，使它们不会靠近，但一定要确保宝宝对花粉和花香气味不会过敏，否则就不能通过花草来驱蚊。

宝宝被蚊子叮了怎么办

蚊子叮咬后会在宝宝的体内留下一些酸性物质，使宝宝感到痒。父母可以用一些碱性肥皂水给宝宝清洗被叮咬的地方，帮助宝宝止痒。为了避免宝宝抓破皮肤而引起感染，父母要注意限制宝宝的抓挠。为避免过敏，花露水、风油精、宝宝金水最好少用。

婴儿车的乘坐安全

在很多家庭里，婴儿车已经成了养育宝宝的必备工具，用它推着宝宝到户外活动，确实给父母提供了许多方便。但是，如果不注意，婴儿车也会成为伤害宝宝的"罪魁祸首"。有报道称，美国每年有1万多名孩子因为婴儿车而受伤。我国虽然没有相关的数据统计，但父母应该也经常听说有不少宝宝被婴儿车夹伤、刺伤。

婴儿车容易造成的伤害

总结起来，宝宝在乘坐婴儿车时很容易因为以下问题而受到伤害。

1.婴儿车的推杆和调节杆过于脆弱，容易在紧急情况下折断，导致宝宝跌伤。

2.婴儿车表面不光滑，有锋利的尖角、突出物和容易脱落的小部件，容易使宝宝被划伤。

3.宝宝手脚能触及的夹缝过大或过小，使宝宝的手脚被夹伤。

4.车座兜和扶手之间的深度过浅，容易在宝宝翻身或扭动时翻车。

5.有折叠功能的婴儿车保险装置失灵，使用过程中意外折叠，造成宝宝被夹伤。

6.遮阳篷设计或使用不当，造成宝宝被晒伤。

7.将婴儿车停在斜坡上，父母不细心看管，车子滑下斜坡，甚至在滑行过程中翻倒。

8.将6个月以内的宝宝放进坐式婴儿车中推行，损伤宝宝的颈椎和脊柱。

怎样保证宝宝安全乘坐婴儿车

乘坐婴儿车虽然有风险，却不是无法预防的。只要父母在选购、使用婴儿车时多加小心，婴儿车仍然不失为带宝宝外出的一个好帮手。

选购婴儿车时的注意事项

1.购买信誉良好、质量过关的正规厂家生产的婴儿车。

2.注意检查车身及所有零部件，确保婴儿车的主体结构坚固可靠，并且能够灵活使用；确保推车的推杆、扶手表面光滑，结实耐用，不宜脱落；确保没有锋利的锐边、尖角、突出物、铆钉和容易脱落的小部件。

3.婴儿车的车座兜和扶手之间的深度不要过浅。

4.婴儿车的车垫凹陷度不要太大。

5.选择透气性好、舒适、轻便的婴儿车。

6.车上的布料材质环保、安全，不刺激宝宝皮肤。

7.为8个月以下的宝宝购买婴儿车时，最好选择能够折叠、展开如一张婴儿床、外带遮阳罩的款式。

使用婴儿车时的注意事项

1.使用前先进行安全检查，确定车内的螺丝没有松动，车体连接牢固，转向灵活正常，刹车装置灵活有效。如果发现问题必须妥善处理，确保婴儿车没有问题后再带宝宝出门。

2.让宝宝的颈部始终处于最舒适的状态，背部尽量舒展，腰部与座席间没有空隙。

3.宝宝坐在车上时，要全程系上安全带。

4.不要在车内和把手上放重物。

5.宝宝坐在车内且不前行时，车轮两侧的滑轮锁必须处于完全锁好的状态。

6.遇到楼梯、电梯或有高低差异的地方时，要把宝宝先从婴儿车里抱出来，不要连人带车一起推。需要提车时也一样，也不要连人带车一起提起。

7.不要在颠簸不平的路上长时间推行。

8.尽量避免在马路边推行，以免宝宝吸入大量灰尘、汽车尾气。

9.不要把婴儿车停在有坡度的地方。

10.不要把宝宝一个人留在车内。如果必须转身或短暂离开，必须固定好刹车闸，确认婴儿车不会移动后再离开。

11.不要抬起前轮，用后轮推行，以免造成后车架弯曲、断裂，使宝宝受伤。

12.用婴儿车推着宝宝散步时，速度不宜过快，否则容易出意外。

13.婴儿车的金属骨架和塑料部件可用湿布擦拭，不要使用腐蚀剂或漂白剂清洗。

如何在家给宝宝理发

在家理发需做好这些准备

首先，父母需要购买一套专门的婴儿理发工具。目前市面上专门针对婴儿的理发工具很多，父母要选择正规厂家生产的安全产品。如果不具备这方面的专业知识，父母可以向在美发行业工作的亲友请教，或在育儿论坛上向有经验的人取经。

准备好理发工具后，父母应该用医用酒精将它们彻底消毒，然后用香皂和清水彻底洗干净自己的双手，杜绝理发过程中可能发生的一切感染。

做好这些准备后，父母就可以开始给宝宝理发了。

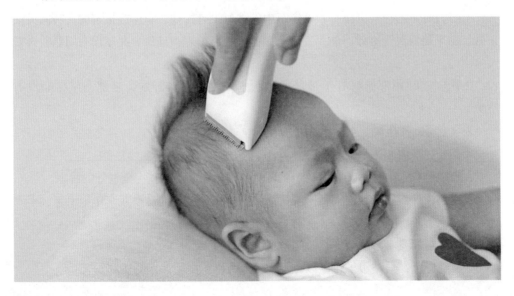

具体操作指导

理发时，父母应互相配合，一人抱着宝宝，一人拿着婴儿理发器给宝宝理发。理发时最好先剃前额，再剃后脑勺。剃前额时，妈妈可以让宝宝用最舒服的姿势仰面斜躺在自己怀里，然后由爸爸用婴儿理发器为宝宝剃掉多余的头发。剃后脑勺时，妈妈要让宝宝趴在自己的小臂上，同时将宝宝抱稳，以防宝宝乱动而受伤。理发过程中，爸爸最好用一只手扶住宝宝的头部（力道不要过大，以防弄痛孩子），防止宝宝乱动。如果宝宝发丝较硬，理发时婴儿理发器要离宝宝的头皮近一些；如果宝宝的发丝较软，婴儿理发器则要离得相对远一些，以防划伤宝宝的头皮。将长发剃掉后，剩下的短发要慢慢地、一点一点地剃，千万不能性急。

理完发后，父母可以用极软的毛刷将掉在宝宝脖子、肩膀上的碎头发轻轻扫掉，并给宝宝洗头洗澡，避免碎发扎到宝宝。

给宝宝理发的注意事项

给宝宝理发时，父母还应注意以下几点，才能避免给宝宝造成许多不必要的伤害。

1.理发应该选择在宝宝心情好的时候进行。

2.如果宝宝理发时表现得不高兴、想哭闹，应立刻停止理发，然后用玩具逗弄宝宝，等宝宝情绪好转时再继续。

3.父母在理发过程中应不断与宝宝进行交流，分散宝宝的注意力，以达到和宝宝相互配合的目的。

4.父母应顺着宝宝的动作进行，不可和宝宝较劲。

5.理完发最好让宝宝仰面洗头，并注意不要把碎头发和洗发水弄到宝宝的眼睛里。

6.如果宝宝有头垢，建议先理光头，然后用婴儿油涂在头部，头垢软化后，用医用棉签清除头垢。

7.如果宝宝头部长了湿疹，理发时要让婴儿理发器离宝宝的头皮远一些，防止刺激湿疹。

带宝宝就医的注意事项

天下父母都希望自己的宝宝健康、结实、永不生病，但是往往事与愿违，宝宝总免不了生病。宝宝生了病就要去医院，这时，父母又该注意些什么呢?

选择正规医院

父母基本上都清楚正规医院的医疗优势，但是正规医院往往存在挂号难、排队久等问题，有些父母为了图方便，就干脆带宝宝到住所附近的小诊所看病。这些小诊所不但在实力上无法和正规医院相比，也缺乏必要的制度和监管保障，治疗效果完全看医生的医术和职业道德。如果遇到医术不佳、医德不良的医生，不但宝宝的病难以治好，有时还会危及宝宝的生命。

选择正确的科室和医生

宝宝到医院就诊时，首先应当选择的科室是儿科，因为婴儿的疾病情况比较复杂，并且容易发生变化，只有儿科医生才能迅速判断宝宝的病情，并可以联合其他科室的医生进行正确诊断，制订出最适合宝宝的治疗方案，最大限度地保障宝宝的身心健康。

尽量向医生说清楚病情

带宝宝就医时，父母一定要将宝宝发病后的各种情况进行总结和归纳，必要时可以做一些笔记，争取在就诊时能一次性、全面、清楚地向医生说明宝宝的病情。一般情况下，医生需要了解这些方面的内容:

1.发病时间、疾病的主要症状及病情的变化过程。如四肢是否活动自如，颈项是否发硬;神志是否清楚，有没有烦躁不安、哭闹、嗜睡、昏睡的现象;咳嗽是干咳还是有痰，有没有鸡鸣样回声;呕吐是溢出样还是喷射状，等等。

2.宝宝的体温。如果在家里已经测过体温，应该告知医生是什么时候测的，测过几次，温度是多少，还要说明宝宝发热有没有规律，手心、脚心、手背的温度有没有差别，发热时有没有抽搐等伴随症状。

3.宝宝的大小便情况。如大小便的颜色、次数、形状、气味，有没有脓血，大小便时有没有哭闹、出汗等现象。

4.宝宝的饮食情况。如有没有厌食、停食现象，饮食的次数和食量有没有变化，饮水量是增加还是减少，有没有吃过不洁食物、剩饭剩菜等。

5.宝宝的睡眠变化。如睡眠时间、睡眠方式的变化，睡眠中有无惊叫、哭泣，睡眠时是否需要搂抱、抚慰才能入睡，等等。

6.以前的诊治经历。如以前是否到其他医院诊治过，做过什么治疗，吃过什么药，剂量多少，等等。

7.宝宝的病史、用药史、药物过敏史。如以前得过哪些病，打过哪些预防针，用过什么药，对哪些药物过敏，有时还需要向医生说明宝宝出生时的情况，家族中有无遗传病、传染病史，等等。

预防传染病

医院是治疗疾病的地方，同时也是患者最集中的地方。医院越大，患者越集中，宝宝受致病菌感染的概率也就越大。带宝宝去医院时，父母应该考虑到宝宝被医院内的致病菌感染的可能性，并采取必要的防护措施。比如，呼吸道传染病流行时，父母带宝宝去医院前最好先给宝宝戴上儿童口罩，帮宝宝阻隔致病菌。在医院候诊时，父母应积极观察周围情况，尽量让宝宝离呼吸道传染病患者远一些，也要避免宝宝与消化道传染病患者直接接触。

这些虽然只是细节，但是如果做得不好，却有可能使宝宝染上一些传染病，父母不可不防。

防止宝宝吞食异物

此时的宝宝爱哭、爱笑、爱闹，进食时喜欢边吃边玩，喜欢将物体或玩具放入口中玩耍。此外，宝宝的咀嚼功能发育不全，咳嗽反射不健全，动手能力增强，这些都将增加宝宝吞食异物的危险性。因此，父母一定要格外注意，避免宝宝吞食异物。

当心小物品

当心如纽扣、硬币、别针、玻璃球、豆粒、糖丸等小物品，不要将这样的物品放置在宝宝接触得到的地方，避免宝宝吞食入口。特别要注意宝宝爬行的地面，不要遗留这样的小物品。

注意有核水果

当给宝宝喂食有核的水果时，如枣、山楂、橘子等，要特别当心，应先把核取出后再喂食。辅食中要避免混入硬物杂质，鱼类要先去刺，不易嚼烂的食物应先研碎后再喂。

注意玩具的零部件

应对玩具进行仔细检查，看看玩具的眼睛、小珠子等零部件有无松动或掉下来的可能，如果有则应收起玩具或将零部件钉牢。

宝宝吃东西时应看护，不应逗弄

宝宝吃东西时，不要责骂、恐吓、逗弄，以免宝宝因大哭或大笑时将口内食物吸入气管。不要让宝宝一个人单独吃饭，大人应从旁看护，避免宝宝边吃边玩时意外吞食异物，更不能在宝宝吃东西时拍打其背部，以免呛咳而出现意外。

不要给宝宝服用完整的药片

因病服药时，不能给宝宝服完整的药片，只能服药粉或药水，更不能在宝宝拒绝服用时强行灌药。

异物误入气管怎么办

假如宝宝吞食异物后几乎无法呼吸，应立即施行急救措施，以防窒息。

应采用拍背压胸急救法。将宝宝反转过来脸部朝下，上半身紧紧贴着你的手臂，宝宝的头部低于他的胸部。另一只手的掌跟，拍打宝宝两个肩胛骨的中间，以每秒1次的频率，连续拍打5次，拍打完后，检查宝宝嘴巴，看异物是否有排出。如果没有排出异物，用一只手臂托着宝宝，另一只手食指和中指一起发力，以每秒1次的频率，按压宝宝的胸部5次。如果一直没有排出异物，就循环操作，直至异物排出。同时应立即让身边其他人拨打急救电话。

宝宝如何安全乘车

给宝宝提供安全的乘车环境

不要让宝宝坐在副驾驶座位

副驾驶座位对宝宝来说很危险，带宝宝坐车时不要让宝宝坐在副驾驶的位置，即使由大人抱着也不行。因为相对于成人来说，宝宝的头部占身体的比重大，颈部因此更易受到伤害，当车子急刹车时，副驾驶位置上的宝宝如果没有得到有效固定，颈部将遭受巨大外力，会伤及颈椎甚至脑部。

不是抱着宝宝就能万无一失

有许多父母乘车时抱着宝宝，以为这样很安全。事实上，当汽车在50千米的时速下发生碰撞时，车内的人会瞬间产生30倍于自己体重的前冲力，意味着一个体重10千克的婴儿，在碰撞瞬间变成一个重达300千克的"发射物"，这时父母根本抱不住宝宝。

给宝宝使用安全装置

许多宝宝在交通事故中受伤甚至死亡，往往是因为父母没有给宝宝系好安全带，甚至没有使用任何安全装置。所以我们在这里强调，父母应充分重视宝宝的乘车安全。无论路途远近，交通状况如何，有无监督，都应该给宝宝使用安全座椅并正确使用安全带。

不要给宝宝吃东西

在汽车行驶过程中，最好不要给宝宝吃东西，尤其是糖豆之类的细小零食，很有可能在汽车颠簸的时候卡在宝宝的咽喉或误入气管中。

有关宝宝乘车安全的一些误区

误区1：给宝宝系成人安全带

知道给宝宝系成人安全带，说明家长在安全意识上有了很大提高，但由于宝宝身材矮小，身体尚未发育完全，只是系在腰部的那段安全带才起作用，在发生交通意外时就会造成宝宝的腰部挤伤或脖子、脸颊压伤。如果系得太松，又不会起到任何保护作用，撞击后可能会导致宝宝直接飞出去。

误区2：在车里堆满玩具

一些家长为了让宝宝能在车里老实地待着，特意在车内堆满了各种儿童玩具，这样虽然转移了孩子的注意力，但一旦出现紧急制动或碰撞等情况，这些玩具就会成为安全隐患。所以尽量不要在车内放置硬质玩具，即便要放也要选一些类似毛绒玩具的物品。

如何预防和处理宝宝烧伤、烫伤

烧烫伤的罪魁祸首是火焰和热水。儿童是烧伤、烫伤的多发人群。

各种烧烫伤的原因和预防措施

热液烫伤：热液烫伤主要发生在厨房、浴室和客厅。为了避免宝宝被热液烫伤，父母应该注意将热水瓶、热汤放在宝宝够不到的地方，餐桌上也尽量不要铺桌布，以免宝宝不小心打翻盛热汤、热饮的容器而被烫。父母在端盛有热汤或热饮的容器时，最好不要将它们装得过满，也不要端太重的容器，以免失手将容器打翻，使自己或宝宝被烫伤。给宝宝调洗澡水时应先放冷水再放热水，并注意把水温控制在40℃。洗澡中途加水时，应先将宝宝抱出来，调好水温后再将宝宝放进去，切忌直接向澡盆内加热水。给宝宝喂热汤时，父母应该先确定温度合适后再喂给宝宝，以免宝宝的口腔被烫伤。

火焰烧伤：为避免家中发生意外火灾，父母应采取一切措施防范意外起火。家中的所有易燃物品（如杀虫剂、汽油等）都应放在远离火源的地方，最好放在室外阴凉处。

接触性烫伤：接触性烫伤主要发生在冬天。当父母使用热水袋、电热毯等取暖设备为宝宝保暖时，很容易因为控制不好温度或使用时间过长使孩子被烫伤。要预防这种烫伤，父母应注意控制好这些取暖设备的使用温度、使用距离和使用时间，避免宝宝因接触高温物体太久而造成烫伤。尤其是使用热水袋时，父母应注意不要让宝宝的皮肤直接接触热水袋，同时注意不要使用太长时间，以免在宝宝不知不觉的情况下造成低温烫伤。

烧烫伤后的紧急处理

不管发生什么类型的烧烫伤，父母都应先冷静下来，采取正确方法进行处理，尽可能降低烧烫伤对宝宝皮肤所造成的伤害，并及时带宝宝去医院。

第一步：降温

发现宝宝受伤后，父母应立即用流动的自来水冲洗宝宝的伤处，或将伤处浸泡在冷水中，使宝宝的皮肤快速降温。如果宝宝穿着裤子和袜子被热水烫伤，无法马上脱下衣物，可直接泡到浴缸里，充分泡湿后再脱掉（如果不方便脱可用剪刀剪开），然后用脸盆、舀水盆或浴缸中的水浸泡烧伤的部位。降温处理一般持续30分钟左右。这里需要注意的是，不要将冰块直接放在宝宝伤口上，以免使宝宝的皮肤组织受伤。降温处理时间不宜过长，避免使宝宝受凉，或延误治疗时机。

第二步：处理伤口，送往医院

进行降温处理后，父母应小心用干净的床单、布单或纱布覆盖伤处，再尽快带宝宝到医院治疗。为了避免创面的感染，也为了不影响医生对病情的诊断，切忌在宝宝的伤处涂抹外用药物或牙膏、酱油等。

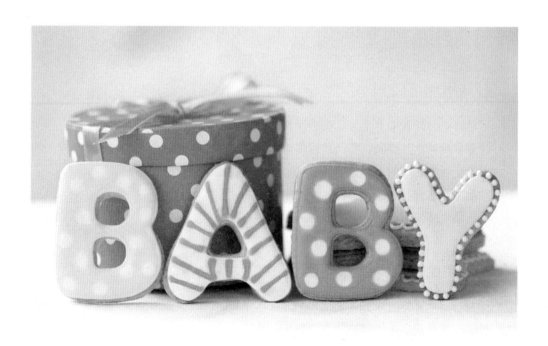

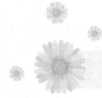

新生儿婴儿常见病护理

病理性黄疸

大部分新生儿出生后第3天左右开始出现黄疸，大约持续1周后消失。如果新生儿在出生后24小时内出现黄疸，并且黄疸的程度重、发展快、消退晚，或消退后又重复出现，就可能是病理性黄疸，需要及时到医院治疗。

病理性黄疸的原因

新生儿溶血症、新生儿感染、胆道畸形等疾病是导致病理性黄疸常见的原因。不管是哪种原因引起的，病理性黄疸严重时很可能对新生儿的神经系统产生损害，一定要加强预防和治疗。

哪些措施可以预防

尽早开奶，母乳喂养宝宝，促进胎便的排出。

注意保持新生儿皮肤、脐部及臀部清洁，防止破损感染。

不要让新生儿用的衣服、物品接触樟脑丸或其他含有萘的物品。

给新生儿接种乙肝疫苗。

不给新生儿使用容易诱发溶血性贫血的药物。

照顾黄疸宝宝应注意些什么

注意给新生儿补充水分；婴儿房的光线不要太暗，以便观察新生儿皮肤颜色的变化，并注意观察新生儿的精神状态。如果除黄疸外还伴有少哭、少动、少吃或体温不稳定等现象，要及时就医治疗。

鹅口疮

鹅口疮又称"雪口病"，是口腔黏膜受白念珠菌感染引起的疾病，主要症状为口腔黏膜表面长出白色乳凝块样的斑膜，开始时为小点或小片状，逐渐融合成大片，严重时蔓延到宝宝的咽喉、食管、气管、肺等部位。

鹅口疮初期不会疼痛，也不影响宝宝进食，但不能任其发展，否则会造成宝宝吞咽困难、拒食、低热、呼吸困难，甚至可能危及生命。

疾病原因

鹅口疮的致病因素主要有两个：一是产妇产道感染了白念珠菌，分娩时胎儿被产道内的白念珠菌感染；二是妈妈没有做好清洁卫生工作，喂奶时白念珠菌通过不洁的乳头、奶瓶、奶嘴或手指传染给了宝宝，使其受到感染。

如何预防

妈妈应注意个人卫生，在喂奶前、接触宝宝前充分洗净双手，杜绝病菌的传播。保持乳房及乳头的清洁。

喂奶后给宝宝喂几口温开水，冲去留在口腔内的奶汁，防止病菌滋生、繁殖。

奶瓶、奶嘴应充分清洗，并定期消毒。

宝宝用的毛巾等物品要与成人分开，并及时煮沸或暴晒消毒。

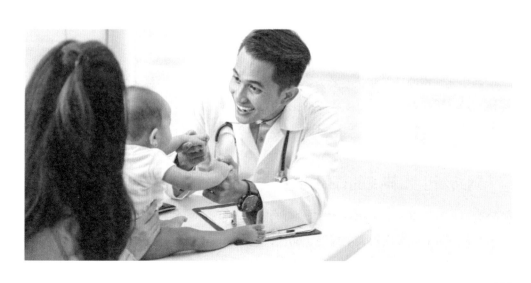

如何发现鹅口疮

患鹅口疮的宝宝一般没有什么症状，所以平时不太容易发现。妈妈可以在宝宝张开嘴笑或者啼哭时查看他的口腔，如果发现口腔黏膜上附着有白色的，像棉絮或奶块样的东西，并且不易擦掉，那么宝宝就很有可能患了鹅口疮。

如何护理患了鹅口疮的宝宝

宝宝患了鹅口疮，爸爸妈妈不用太着急，因为鹅口疮是比较容易治疗的。治疗鹅口疮不要急着用抗生素，可先用医用棉签蘸些制霉菌素溶液涂患处，或用2%碳酸氢钠（也就是小苏打）溶液为宝宝清洗口腔。涂药的同时要注意补充维生素B_2和维生素C。

这里需要注意的是：鹅口疮容易复发，治疗见效后（一般3天左右即可见效）应再坚持用药3～7天方可彻底治愈。

新生儿肺炎

新生儿肺炎是新生儿时期最常见的呼吸道感染病，很容易引起呼吸衰竭、心力衰竭、败血症乃至死亡，一定不能掉以轻心。

新生儿肺炎的症状

新生儿肺炎的早期症状主要为：口吐泡沫、呼吸不规则、鼻翼扇动、食欲不振、容易呛奶、精神不好等。重度肺炎的主要症状为：呼吸困难、吸气时胸廓有三凹征、呼气时呻吟、口唇发绀、面色苍白或青灰、呼吸暂停等。

判断新生儿肺炎的简易方法

数呼吸：在新生儿安静状态下数呼吸次数，一呼一吸算1次，每次数1分钟。如果新生儿每分钟的呼吸次数大于或等于60次，就说明可能得了肺炎。

观察胸凹陷：肺炎患儿吸气时可以看到胸廓明显向内凹陷，医学上称之为胸凹陷。这是由于宝宝需要比平时更用力吸气才能完成气体交换所致。如果宝宝既出现呼吸增快又有明显的胸凹陷现象，就说明已经患了重度肺炎，必须住院治疗。

怎样预防新生儿肺炎

父母及其他亲属在护理新生儿时应先洗净双手。

新生儿的房间应当保持洁净，还应定时通风，保持室内空气的流通、新鲜。

新生儿的衣被、尿布应柔软、干净，哺乳用具应勤消毒。

家中如果有人患感冒，要尽量避免接触新生儿。新手妈妈如果患了感冒，照顾孩子和喂奶时应戴口罩。

怎样护理患肺炎的新生儿

密切观察新生儿的体温变化、精神状态、呼吸情况，及时就医。

保持室内空气新鲜，四季均应通风换气，但不要使新生儿处在有对流风的地方。

保持一定的温度和湿度。室温宜保持在26～30℃，湿度宜保持在50%～65%左右。

为新生儿准备的衣被要轻柔，衣服要宽松，以免影响呼吸。

及时清除鼻痂及鼻腔分泌物，让新生儿保持呼吸道通畅。

经常给新生儿翻身、改变睡眠姿势或轻拍其背部（合并心力衰竭者除外），以利于排痰。

注意补充水分和能量，及时喂奶、喂水。

不要用奶瓶喂奶，改用小勺喂。

感冒

现在许多家长都存在这样的观点，宝宝最好从来不生病。不生病的宝宝才是身体好、免疫力强的体现。然而实际上这种观念并不科学，需要具体情况具体看待。确实，宝宝经常生病不是件好事，可偶尔生个小病也并非坏事。

一个人的免疫力可分为两部分：先天免疫和后天免疫。先天免疫人人都有，是与生俱来的。可后天免疫则属于获得性免疫，它是要得病，等病好后才获得的。所以，大人不要期望宝宝从来不得病，要知道，宝宝每得一次病，体内免疫系统对致病菌的"登记"就多一笔，宝宝的免疫力就会上一个台阶。

宝宝感冒后应对症处理

宝宝感冒了，妈妈按照以下步骤处理即可。

1.如果宝宝只是有点儿流鼻涕，妈妈只需注意给宝宝保暖，防止感冒加重。

2.如果宝宝突然发热，低于38.5℃可采取物理降温（温水擦浴，或用医用棉签蘸医用酒精，涂在宝宝的手指、脚趾等部位），体温超过38.5℃，热退不下来或退下来很快又升高，要及时带宝宝看医生。

3.如果宝宝咳嗽，轻微的咳嗽可先采取食疗法试试：一个梨、适量冰糖，一起蒸或炖至梨子熟透后给宝宝吃，每天多次。如果食疗法有效，就继续坚持几天。需要注意的是，食疗法不适合所有婴儿，如果咳嗽无缓解甚至加重，要及时带宝宝去医院。

4.如果宝宝鼻子堵了，宝宝还太小，不会自己擤鼻涕，让宝宝顺畅呼吸的最好办法就是帮宝宝擤鼻涕。妈妈可以在宝宝的外鼻孔中滴一点母乳，可以软化鼻腔分泌物，减轻鼻子的堵塞；如果鼻涕黏稠，妈妈可以试着用吸鼻器将鼻涕吸出，或用医用棉签带出鼻子里的鼻涕。

5.如果鼻子堵塞已经造成了宝宝吃奶困难，可请医生开一点儿生理盐水滴鼻液。在宝宝吃奶前15分钟滴鼻，过一会儿，即可用吸鼻器将鼻腔中的生理盐水和黏液吸

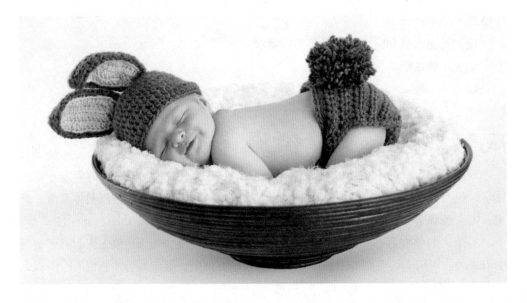

出。滴鼻液可以稀释黏稠的鼻涕，使之更容易清洁。未经医生允许，千万不要给宝宝用收缩血管或其他的药物滴鼻剂。

6.去医院检查后，如果是普通病毒性感冒，一般没有特效药，主要就是要照顾好宝宝，减轻症状，一般过上一段时间就好了。如果是细菌引起的，医生往往会给宝宝开一些抗生素，一定要按时按剂量吃药。有的妈妈为了让宝宝病早点好，常会自行增加药物剂量，这可万万不行。

7.对于感冒，良好的休息是至关重要的，尽量让宝宝多睡一会儿，适当减少户外活动，别让宝宝累着。

8.照顾好宝宝的饮食，让宝宝多喝一点儿水，多喝水一方面可以使鼻腔的分泌物稀薄一点，一方面可以增加尿量，促进病毒的排出。

宝宝生病后不要急着用药

现在有的家长一看宝宝生病就着急，看医生的时候要求马上用药，并且要用得很重，其实这样反而对宝宝的健康不利。宝宝生病初期就把药用得很重，会把致病菌一下子就消灭了，以至于身体的免疫系统还来不及对致病菌做出防御反应，或者对致病菌的记忆很浅，产生的抗体有限，抗体维持的时间也短。等下一次这种致病菌来袭，宝宝还是会中招，等于宝宝白得了一场病。这就是为什么家长对宝宝的病越重视、越积极治疗，宝宝却越容易生病。而有的家长看似比较"粗"，对宝宝得病反应不太敏感，宝宝反而不容易得病。

所以，如果宝宝只是有些流鼻涕，或轻微的咳嗽，妈妈不要急着给宝宝用药，可先在家自己护理。一般病毒性感冒都是自限性的，过几天就会好起来，妈妈护理得好，可能3天左右就能好。要把一些不严重的疾病当成对宝宝的考验和挑战，在治疗的过程中不断提高自身的抵抗力，增强身体对抗疾病、恢复健康的能力。

但如果宝宝确实病得比较严重，看起来很不舒服，妈妈还是应该带宝宝去医院。

不要一生病就给宝宝用抗生素

有很多家长习惯在宝宝感冒后给宝宝使用头孢菌素类抗生素，认为宝宝感冒所产生的一系列症状都是因体内有炎症，如果不用抗生素消炎，怕宝宝病情加重，甚至发展成肺炎。其实，感冒发展成肺炎的并不多，不要动不动就给宝宝服用抗生素。滥用抗生素，只能使宝宝对抗生素产生耐药性。宝宝刚一感冒，不要马上就吃抗生素，除非有细菌感染的证据（可抽血化验）。如果没有细菌感染，没有必要预防性地使用抗生素。频繁使用抗生素可损伤宝宝的免疫系统。

宝宝感冒大多为病毒性感冒，病毒性感冒属于自限性疾病，需进行退热、止咳、化痰、止喘等对症治疗。利巴韦林等抗病毒药物副作用很大，妈妈不要随意给宝宝用。

宝宝感冒不能捂汗

成年人在感冒后，服了药，多盖些被子发发汗，可能症状就会减轻很多。但是不能用同样的方法给宝宝捂汗，因为宝宝的体温调节中枢发育不成熟，如果捂汗，热量散发不出去，体温会持续升高，不但不利于感冒痊愈，还有可能导致热性惊厥。而且，给宝宝捂汗时，宝宝出了汗，父母若不能及时发现或者因为担心着凉而不及时给宝宝换衣服，湿漉漉的衣服会让宝宝更难受，病情还会加重。

与感冒相似的疾病

下面几种类似感冒的疾病，父母要注意。

麻疹

麻疹在发病前期有发热，伴流泪、流涕、眼结膜充血发红、怕光等症状。通常出疹前1～2天先在口腔颊黏膜上出现麻疹黏膜斑，其后皮肤出现红色斑丘疹，先出现在耳后皮肤，继之出现于头部、面部、躯干、四肢。随出疹增多，发热也加重。

风疹

风疹在发病前可有轻度的上呼吸道感染症状，如发热、流涕、咳嗽等，1～2天皮肤出现红色斑块，先从面部开始出现，之后会遍布全身，最后脸上皮疹消退，不留痕迹。出疹时有颈后区淋巴结及枕骨下方淋巴结肿大。

百日咳

百日咳发病时有感冒样的鼻塞、流涕、干咳、低热等症状，但咳嗽会越来越严重，呈阵发性和痉挛性咳嗽，咳得很费劲，面红耳赤，咳嗽终末出现似鸡鸣样的吸气声，接着又出现一阵相同的咳嗽，反复如此出现。

其他

还有两种特殊感冒：疱疹性咽峡炎（口腔软腭等部位的黏膜上有疱疹）、咽结膜热（高热，咽部充血、疼痛明显，眼睛发红显著）。这两种感冒起病急，病程相对较长。

发热

发热是位于大脑下丘脑的体温调节中枢上调体温所致。当致病菌（包括预防接种的疫苗在内）侵犯人体后，人体为了对抗致病菌的侵袭，会动用一些防御机制，比如具有杀菌作用的白细胞、淋巴细胞等。动用人体防御机制的启动信号中，发热就是最为主要的一项。

发热是人体遇到致病菌侵袭后，对抗致病菌的一种保护机制，对人体是非常有利的，从这个意义上讲，发热并不是一种可怕的征兆，父母遇到宝宝发热时，不要太害怕、紧张，只需对症处理即可。

宝宝体温多高算发热

宝宝正常体温常以肛温36.5～37.5℃，腋温36～37℃衡量。通常情况下，腋温比口温（舌下）低，肛温比口温高。若腋温超过37℃，且一日间体温波动超过1℃，可认为发热。所谓低热，指口温为37.3～38℃；中等度热，指口温为38.1～39℃；高热，指口温为39.1～41℃；超高热，则口温为41℃以上。

给宝宝量体温的方法主要有以下三种。

肛温

肛温最能够准确反映出宝宝的真实体温，建议家长多用肛温法为宝宝量体温。

1.将体温计的水银柱甩到35.0℃以下。

2.用凡士林、甘油、婴儿油等润滑物抹在体温计的前端，以防刺激到宝宝的肌肤。

3.一手抓住宝宝的双腿并抬高，另一手将体温计用旋转的方式插入宝宝肛门1.5～2.5厘米处，并使之固定。

4.测量时间为3分钟左右。测量过程中，妈妈可以观察体温计的数值，不上升了即为测量好了。

口温

对于比较大的宝宝才可使用这种方法，为了确保安全，量体温时，父母一定要在旁看护，以防止宝宝咬破体温计。

1.使用前，最好用医用酒精将体温计前端消毒，以免传染病源。

2.将体温计的水银柱甩到35.0℃以下。

3.将体温计放在宝宝舌头下方，3分钟后取出查看。

腋温

由于受外部环境影响，或测量时经常容易"没夹好"，所以这种测量方法准确度较差。

1.量体温之前最好先帮宝宝擦干腋下的汗。

2.将体温计的水银柱甩到35.0℃以下。

3.将体温计插在宝宝腋下，并让其夹紧，10分钟后取出查看。

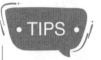

发热应以体温作为标准

不能依赖脸部是否发烫作为宝宝是否发热的标准，还是应该以体温作为标准。由于宝宝心肌收缩力较弱，每次收缩后到达手脚尖的血液相对较少，所以一般情况下手脚都是比脸、颈部温度稍低，这是正常的生理现象。

低热，先物理降温

只要发现宝宝体温超出正常范围，就可以给他做物理降温。比如，让宝宝泡温水浴，使皮肤血管扩张，热量得以散发，有利于退热。

妈妈可采取以下方法帮宝宝降温。

头部冷湿敷：用冷水浸湿软毛巾后稍挤压使之不滴水，折好置于前额，每3～5分钟更换一次。

温水擦拭或温水浴：用温湿毛巾擦拭宝宝的头、腋下、四肢或洗个温水澡，多擦洗皮肤，促进散热。

虽然创造了散热的环境，但要想有效退热，仅有这点是不够的。热量不可能单独从皮肤散发出来，一定要有一个载体将热量带出来，这个载体就是水分。宝宝在退热过程中，丢失得最多的就是水分，因为身体要靠水分来将热量带出体外，所以，宝宝发热期间，一定要给他补足水分。

高热，及时给予退烧药

发热本身不是一种疾病。引起发热的原因很多，但主要是病毒、细菌等致病菌侵入人体所致。人体为了抵抗并杀灭它们，便采取了一种自我保护性质的反抗措施——发热。实际上，发热是一种正常现象，说明宝宝正在努力与致病菌抗争，而且，这种能力会越来越强。但是，由于宝宝大脑发育尚不成熟，过高的体温可刺激大脑皮质，使之出现异常放电，即发生热性惊厥。

预防体温过高，避免出现热性惊厥，是服用退烧药最基本的理由。

体温过高可引起大脑皮质不稳定，但不是说，每个宝宝都会出现热性惊厥。热性惊厥往往有遗传倾向，了解双方父母是否有热性惊厥家族史，有助于预测宝宝出现热性惊厥的可能性。不论宝宝的基础体温如何，还是等宝宝体温达到38.5℃以上，再给宝宝口服或肛门内使用退烧药。

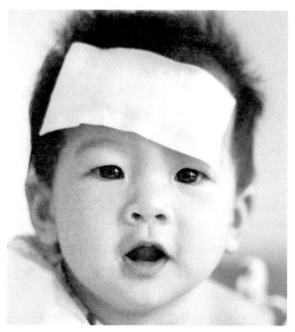

过早服用退烧药，将宝宝体温保持在37℃以下，会削弱人体对致病菌抵抗的能力，使致病菌更易于在体内扩散，无形中助长了致病菌对人体的侵害。

那为什么宝宝体温达到38.5℃就给退烧药呢？不是达到高热才可能引起宝宝大脑皮质不稳定吗？这是因为服用退烧药后，药物被人体吸收并发挥作用需要一定时间，一般为30分钟左右，提前给宝宝服用退烧药，就是为了尽可能避免在退烧药起作用之前宝宝体温达到高热。

体温很高但手脚却比较冷是怎么回事

宝宝体温很高，但手脚冰凉，这多是因为宝宝末梢循环情况不好。此时可以先让宝宝喝杯热水，体温超过38.5℃给宝宝服用退烧药，然后给宝宝搓热手脚。如果有异常情况要及时送医院。

传统的观念就是小孩一发热，就要用衣服和被子把小孩裹得严严实实的，把汗"逼"出来，其实这是不对的，容易引发宝宝热性惊厥。宝宝发热时，父母不要给宝宝穿得太厚、裹得过紧，会影响散热，使体温降不下来。

宝宝发热一定要多喂水

有的妈妈说刚开始给宝宝服用退烧药时还管用，后来就不管用了，其实这不是药不管用，而是开始发热的头两天，宝宝体内还有足够的水分供蒸发散热，所以吃了退烧药后温度能降下来。但发热几天后，宝宝因为食欲减退，吃得比平常少，如果再不注意补充水分的话，体内的水分减少，无法将热量带出体外，退热效果自然不好。由此可见，退热效果好不好，和水分补充得是否充足有很大关系，水分补充得越充足，热量蒸发的机会就越多，退热效果越好。所以，在宝宝发热的时候，想尽一切办法给他补充水分，多让他喝温水，而且最好是少量多次地喝，如果宝宝不愿意喝白开水，可以让他喝一些有味道的果汁。这时候宝宝少吃几口饭都不要紧，但水的摄入必须足够。

对于宝宝来说，引起发热最常见的原因是病毒引起的上呼吸道感染，就是平日常说的"上感"。只要多喝水，适当使用药物，就能帮助宝宝顺利度过"上感"。

发热要不要用抗生素

遇到宝宝发热时，不要一味以宝宝体温恢复到正常为目标。只要将宝宝体温控制在一定温度范围内，就既能发挥人体自身抵御疾病的效果，又能够避免高热可能造成宝宝出现热性惊厥。很多原因都会引起发热，但只有细菌感染引起的发热才能选择使用抗生素治疗。无论是用抗生素还是其他药物治疗，目的都是治疗引起发热的原因，而不是发热本身。

发热本身如果没有引起热性惊厥，一般不会造成人体任何部位实质性的损伤。倒是引起发热的原因有可能造成肺炎、脑炎或人体其他部位损伤。所以，遇到宝宝发热，在退热的同时，要通过医生帮助，寻找病因，采用针对病因的得当方法，才能使宝宝很快恢复健康。

出现以下情况需去医院

如果宝宝发热时，仍旧玩耍自如、吃喝正常、皮肤红润，说明宝宝的病情可能并不严重。爸爸妈妈可以在家观察宝宝，给宝宝多喝水，增加排尿和皮肤蒸发水分的机会，这样可以通过增加散热，降低宝宝的体温。但如果宝宝同时出现以下迹象就需要去医院看医生了。

1.拒绝喝水。

2.即使喝水较多，仍表现出非常不舒服的样子。

3.排尿很少，而且口腔干燥，哭时眼泪少。

4.持续腹泻或呕吐。

5.发热已超过72小时。

出现这些迹象，一定要马上带宝宝去看急诊：

1.无休止地哭闹已达几小时。

2.极度兴奋。

3.极度无力，甚至拒绝活动，包括：爬行、走路等。

4.出现皮疹或紫色的针尖大小的出血点或瘀斑。

5.嘴唇、舌头或指甲床发紫。

6.头顶部的前囟向外隆起。

7.颈部发硬。

8.剧烈头痛。

9.下肢运动障碍，比如瘸腿、运动时疼痛等。

10.呼吸困难明显。

11.热性惊厥。

宝宝发生热性惊厥怎么办

宝宝出现热性惊厥后，爸爸妈妈需要妥善处理下面几点：

1.不要搬动宝宝，因为这时他的肌肉是僵直的，搬动容易骨折。通常宝宝的热性惊厥发作可在5分钟内自行缓解。

2.尽可能让宝宝侧躺着，因为他侧躺着的时候，嘴角是最低位，口水和呕吐物都能顺着嘴角流出来，而仰躺着的时候，嗓子和气管是最低位，如果有呕吐物，宝宝容易窒息。

3.宝宝热性惊厥停下来后，要马上去医院检查。

鼻塞

鼻塞就是鼻子不通气，是耳鼻咽喉科常见的症状之一。引起鼻塞的原因既有感冒、鼻窦炎等病理性因素，也有宝宝鼻腔狭窄等生理性因素。遇到宝宝鼻塞时，父母应先辨明原因，再进行对症治疗或处理。

生理因素引起的鼻塞

婴儿的鼻腔还没有发育成熟，鼻腔比较窄，鼻黏膜内血管丰富，很容易受外界刺激而出现水肿、鼻腔分泌物增多，从而引起鼻塞。

鼻塞的症状

由于鼻子被分泌物或鼻痂堵住，宝宝经常会感到呼吸困难，因而会变得烦躁不安、爱哭闹，严重时还会用口呼吸，并影响到吃奶。

如何应对

父母可用消过毒的纱布捻成布捻子，轻轻伸入宝宝鼻腔内，按逆时针方向慢慢旋转着抽出，把宝宝鼻腔内的分泌物带出来。如果宝宝的鼻腔内有鼻痂，可用医用棉签蘸少许温的生理盐水滴入宝宝鼻腔内，待鼻痂软化后，再轻轻将鼻痂拨出来。如果鼻痂在鼻腔深处，可先在宝宝的鼻腔内滴入几滴生理盐水，让鼻痂湿润软化，然后轻轻挤压宝宝鼻翼，使鼻痂松脱，再用布捻子把鼻痂卷出来。

感冒引起的鼻塞

感冒也是引起宝宝鼻塞的一个重要原因。婴儿的体温调节中枢的机能尚不完善，抗病能力差，很容易感冒。感冒后，宝宝的鼻黏膜可能会随之发生急性水肿，从而出现鼻塞。

临床症状

感冒引起的鼻塞多伴有流鼻涕，宝宝的鼻翼两侧呈现微红色，有时还伴有发热，比较容易确认。

如何应对

如果是感冒所致的鼻塞，父母可以用温湿毛巾放在宝宝的鼻根部进行热敷（不能太烫），每次15分钟，每天敷两次，就能缓解鼻塞。

如果宝宝因为呼吸困难而无法入睡，或频繁哭闹，父母可将宝宝竖着抱起来，或改变一下宝宝的睡姿让他侧卧，宝宝的鼻孔会自然通气。

如何预防

1.适时、适量地为宝宝补充鱼肝油，增强宝宝的免疫力。

2.宝宝的房间保持适当的温度和湿度。

3.使用空调时，不可将风直接对着宝宝吹，也不可使室内与室外的温度相差过大。

湿疹

婴儿湿疹是婴儿时期常见的一种皮肤病，一般情况下，可以在短期内治愈。顽固者常有奇痒难忍，久治不愈的情况，到2岁以后大多数可以自愈，但少数可以延伸到幼儿期或儿童期，常常影响到孩子的身心健康。

婴儿湿疹是什么样的

婴儿湿疹俗称奶癣，多在宝宝出生后1个月左右出现，有的宝宝出生后1~2周就出现了。湿疹主要发生在两个脸颊部、额部和下颌部，严重时可累及胸部和上臂。

宝宝开始长湿疹时，皮肤发红，上面有针头大小的红色丘疹，可出现水疱、脓疱、小糜烂面、潮湿、渗液，并可形成痂皮。痂脱落后会露出糜烂面，愈合后形成红斑。数周至数月后，水肿性红斑开始消退，糜烂面逐渐消失，宝宝皮肤会变得干燥，而且出现少许薄痂或鳞屑。

湿疹一般分为两种：一种是渗出性湿疹。多见于肥胖的婴儿，最开始长在两颊部位，主要表现是发生红斑、丘疹、丘疱疹，常因剧痒搔抓而显露有多量渗液的鲜红糜烂面。严重时会累及整个面部及头皮。另一种是干燥性湿疹。多见于瘦弱的婴儿，一般长在头皮、眉间等部位，主要表现为潮红、脱屑、丘疹，但无明显渗液。其阵发性的剧烈瘙痒会引起宝宝的哭闹。

宝宝为什么长湿疹

婴儿湿疹的病因，可能是多种内外因素综合作用的结果，包括遗传因素、婴儿自身免疫力、饮食、周围环境刺激等。

如何护理湿疹宝宝

妈妈在护理患湿疹的宝宝时要特别注意以下几点：

1.最好是母乳喂养。母乳喂养可以减轻宝宝湿疹。宝宝的食物要尽可能是新鲜的，避免让宝宝吃含色素、防腐剂、稳定剂或膨化剂的食品。尽量找出容易使宝宝过敏的食物，并做相应处理。如对蛋白过敏，可单独食用蛋黄。哺乳期妈妈暂时不要吃蛋、虾、蟹等食物，以免这些食物通过乳汁影响宝宝。宝宝的食物以清淡为好，还应避免营养过剩，以免诱发湿疹。

2.宝宝的贴身衣服和被褥必须是棉质的，所有衣服的领子也最好是棉质的，避免化纤、羊毛制品对宝宝的皮肤造成刺激。给宝宝穿衣服时要略偏少，衣着应较宽松、轻软，过热、出汗都会造成湿疹加重。要经常给宝宝更换衣物、枕头、被褥等，保持宝宝身体的干爽。

3.患湿疹的宝宝千万不可以用有刺激性的香皂或浴液洗澡，清水洗就可以了。夏天要注意保持皮肤干燥，但不要使用太多的痱子粉。洗澡后应用柔软的毛巾吸干皮肤上的水分，不要用力擦拭，尤其是皮损部位。然后给宝宝抹上薄薄一层婴儿护肤霜，以保持皮肤不干燥，缓解瘙痒。如果医生建议使用药膏的话，就按医嘱处理。

4.勤给宝宝剪指甲，避免宝宝抓搔患处，造成继发性感染。

5.宝宝的卧室室温不宜过高，否则会使皮肤瘙痒加重。室内要保持通风，家里最好不要养宠物。

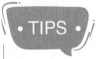

湿疹严重时暂缓接种疫苗

湿疹宝宝应暂缓注射麻疹疫苗、百白破疫苗，因为这些疫苗致敏原较强，较易引起过敏反应，会使湿疹加重。除了湿疹之外，患有荨麻疹及哮喘的宝宝也不宜接种麻疹疫苗、百白破疫苗。

湿疹怎么治疗

治疗婴儿湿疹最主要的方法是对症治疗——消疹、止痒。消疹可以缓解皮肤的损害，避免皮肤感染；止痒可以解除宝宝的痛苦，避免皮肤被抓伤，也可预防感染。

目前，真正有效的药物是外用肾上腺糖皮质激素，常选用0.1%丁酸氢化可的松乳膏和0.05%地奈德乳膏等。一般将药膏薄薄地涂在皮疹上，2～3次后，皮疹即可明显好转，痒感也明显减退。在皮疹好转后经常涂些婴儿润肤露可以延长复发时间。

需要强调的是，湿疹会反复发作，用药初期可能会有所好转，但过不久又会复发，不建议长期用药，否则会使皮肤形成激素依赖症。患湿疹的一个重要根源是婴儿胃肠道系统不完善，吃进去的过敏原易透过较薄的肠壁进入血液中，由于皮下毛细血管最丰富，所以湿疹就立刻表现在皮肤上。治疗湿疹的根本不是要从数不清的物质中测试出过敏原，去回避它，而是要完善宝宝的胃肠道系统。一般等宝宝慢慢长大，胃肠道系统趋于完善，湿疹会有所好转。

幼儿急疹

幼儿急疹的特点是"热退疹出"。虽然发病初期会突然高热，但其实并不可怕。当宝宝有不明原因的高热时，要想到有幼儿急疹的可能性。不必因高热不退而频繁地去医院，避免交叉感染上其他疾病。要注意让宝宝多喝水，吃易消化的流食，高热时及时服用退烧药，以防发生热性惊厥。当疹子出来后，病也就算好了。

6个月后突然高热要警惕幼儿急疹

宝宝过了6个月以后如果出现高热，首先应该考虑的是幼儿急疹。

幼儿急疹起病急骤，常常是刚才还好好的，一会儿就发起热来了，尤其是宝宝睡前一切正常，夜间突然发热，而且高热不退，许多家长很担心。其实，宝宝发热不用急，先物理降温，用冷毛巾给宝宝降温。如果物理降温不起作用，体温超过38.5℃就给宝宝喂退烧药，一般发热持续3～5天的时间，体温恢复正常后出红点点，就一定是幼儿急疹了。这时妈妈们就不用担心了。因为这种病是一出疹，就代表病快好了。

幼儿急疹在出疹前，就是有经验的医生也难以确诊。而一旦宝宝体温骤退，出现典型皮疹时，只要是稍有经验的家长都可诊断，因此，大家认为幼儿急疹的诊断属于"马后炮"。

幼儿急疹的症状

患上幼儿急疹的宝宝会在没有任何症状的情况下突发高热，体温可升至39~40℃。宝宝虽有高热，但精神很好，有的宝宝有轻微咳嗽、呕吐、腹泻等症状。高热一般持续3~5天。期间服用退烧药后体温可短暂降至正常，然后又会回升。高热持续3~5天后，体温骤降，同时皮肤出现玫瑰红色斑丘疹，用手按压，皮疹会褪色，撒手后颜色又恢复到玫瑰红色。皮疹散在颈项、躯干、面部和四肢。发疹后24小时内皮疹出齐，经3天左右自然隐退，其后皮肤不留痕迹。出疹子的同时伴有颈部、耳后、枕部的淋巴结肿大，但无压痛，热退后持续数周，而后逐渐消退。

发热时宝宝身上不出皮疹，热退后才出皮疹。所以，幼儿急疹在皮疹出现以前，诊断较为困难，容易被误诊为呼吸道感染，给予消炎、退热、止咳等治疗。家长不必担心，不会耽误患儿的病情，因为幼儿急疹一般很少有并发症，是一种急性而预后良好的出疹性疾病，患病后不需要特殊治疗。

· TIPS ·

区别幼儿急疹、麻疹、风疹和猩红热

从皮疹形态上看，幼儿急疹酷似风疹、麻疹或猩红热，但其中最大的不同就是：幼儿急疹为高热后出疹，而其他三种疾病则是高热时出疹。

此外，幼儿急疹与麻疹不同之处在于症状较轻，患儿在发热期间精神、食欲均较好。

幼儿急疹也需要看医生

幼儿急疹一般不需要做特殊的护理，只需给宝宝降温即可。因为不会引起并发症，所以没有预防并发症的药物。如果发病初期就知道是幼儿急疹，就可以先物理降温，没有必要那么早给宝宝吃退烧药。不过能做到这一点非常难，连专业医师也不一定能在初期就判断出。宝宝发热时，妈妈即使怀疑宝宝得了幼儿急疹，也应该到医院明确诊断，并遵医嘱，按时给宝宝服退烧药，在病情无大变化的情况下，不必因发热不退而天天跑医院。应注意多给宝宝饮水，要饮温水或温米汤，让宝宝出汗。

高热时要积极退热

有妈妈会问：既然幼儿急疹是高热后才出的一种皮疹，而且不需治疗可自行消退，并不会留有后遗症。那发热期间还需给宝宝退热吗？积极退热是否会延缓或阻碍皮疹的发出？

不论何种原因引起的高热都要及时退热，目的是预防热性惊厥和降低高热时体内高代谢状态。

宝宝体温超过38.5℃，即应服用退烧药。多喝水是协助药物降温的最好方式。适当低热可刺激免疫系统，有利于控制感染。

疹出热没退要引起重视

有的妈妈怀疑宝宝得了幼儿急疹，积极给宝宝退热，可三天后疹子出来了，热却没有退，这是怎么回事呢？这里提醒妈妈们，宝宝若出了疹子，热却仍然没有退或退了又升起来，要引起重视。有一种病叫川崎病，发病初期与幼儿急疹相似，会突然高热，伴随腹泻等症状，发热不久，宝宝身上出现了一片一片的疹子，可宝宝仍然高热不止。妈妈若仔细观察就会发现，宝宝的眼结膜充血，嘴唇红肿，甚至裂开出血，舌头呈杨梅状或草莓状等。一般若宝宝出现以上症状，且持续高热超过5天，即可考虑为川崎病。

川崎病的最大危害是损害冠状动脉，是幼儿冠状动脉病变的主要原因，也是成年后发生冠心病的潜在危险因素。所以，妈妈一定要尽早发现，尽早治疗。

倒睫

倒睫就是睫毛不朝外长而向内长，是婴儿很容易患的一种眼病。倒睫有先天和后天两种成因。先天性倒睫是由婴儿的脸形特点决定的。由于婴儿的脸颊及鼻梁发育尚未完全，皮肤比较松弛，婴儿眼皮的脂肪又比较多，眼皮容易向内翻，内翻的眼皮将睫毛拉向眼内，就形成了倒睫。婴儿的后天性倒睫不多见。

倒睫的症状及预后

宝宝倒睫时因为睫毛刺激眼球，经常会眨眼、流泪。如果睫毛刺伤角膜，还会出现眼睛发红、怕光等症状。

由于宝宝的睫毛比较纤细、柔软，并且是蘸着泪液在眼睛表面刷扫，一般情况下不会造成宝宝眼部损伤。随着年龄的增长，倒睫通常会自行痊愈，不需要特别治疗。如果宝宝到了一定年龄以后，倒睫还不见好转，变硬的睫毛则会刺激角膜导致角膜炎，使宝宝角膜变得混浊，影响宝宝的视力，就应及时治疗。若倒睫并发沙眼等症状就要及早治疗，以免引起其他眼部疾患，影响宝宝的视力。

倒睫的家庭护理

1.定期为宝宝滴抗生素眼药水，或涂抹金霉素眼膏，预防感染。

2.为宝宝按摩眼皮。父母可在宝宝吃奶时或睡着后，用清洗干净的大拇指轻轻向下、向外按摩宝宝的下眼皮，使睫毛离开眼珠。按摩的次数多了，向里生长的睫毛就会慢慢地向外生长了。

3.用胶布敷贴。父母还可以取一小段医用胶布，一端贴在宝宝下眼皮的边缘，另一端贴在脸颊上，使宝宝的下眼皮处于轻度外翻状态，减少睫毛对角膜的刺激。

泪囊炎

泪囊炎是新生儿很容易患的眼部疾病。

一般情况下，宝宝的鼻泪管在8个月胎龄时开放下端开口，出生前完全畅通。如果宝宝的鼻泪管因为下端的胚胎残膜没有退化而阻塞，或被上皮碎屑阻塞，会使无法排出的泪液淤积在泪囊里，被细菌感染后，就会出现泪囊炎。

泪囊炎的症状及预后

泪囊炎的典型症状是眼屎多和溢泪。如果父母发现宝宝的眼睛经常泪汪汪的，挤压眼眶内侧前部的泪囊区还会流脓，就说明宝宝已经患了泪囊炎。

泪囊炎如果得不到治疗会引起角膜炎，还可能引起泪囊周围组织发炎，或形成泪囊瘘，影响宝宝的容貌。

如何预防

多观察宝宝，如果发现宝宝有经常流泪、结膜充血及眼屎增多等症状，应尽快带宝宝到医院检查。

给宝宝滴眼药水，接触宝宝泪囊区时应洗净双手。

宝宝患泪囊炎后怎么办

1.泪道按摩：宝宝患泪囊炎初期，父母可用指腹按住宝宝的泪囊区，轻轻向鼻泪管方向推压，每次4～5下，每天2～3次，可减轻症状。

2.眼药水冲洗：单纯由鼻泪管闭塞引起的泪囊炎可通过眼药水冲洗使泪道通畅。父母可带宝宝到小儿眼科，由医生为宝宝冲洗。

3.泪道探通术：可听从医生的建议，进行泪道探通。泪道探通术最好在宝宝出生后2～4个月进行，并需带宝宝到正规医院求诊，以免引起意外。

新生儿结膜炎

结膜是紧贴于人眼睑内并翻转覆盖在巩膜表面的一层坚韧的薄膜。结膜可以防止异物和感染对眼球的损害，但也会因为受到病毒、细菌的感染而发炎。金黄色葡萄球菌、流感嗜血杆菌、淋球菌、肺炎双球菌、沙眼衣原体等都可以引起新生儿结膜炎。

新生儿结膜炎的症状及预后

新生儿结膜炎的主要症状有：眼睑肿胀，结膜发红、水肿，同时伴有白色或黄白色分泌物（转为脓性所致）。开始发病时宝宝可能只有一只眼睛出现症状，另一只眼睛很快就会受到波及。如不及时治疗，炎症还可侵犯角膜，引起角膜炎。有的宝宝还会产生后遗症，使视力受到影响。

如果母亲在怀孕期间发现自己患了淋病，宝宝出生后出现结膜炎症状时就一定要立即治疗。否则，这种由淋球菌感染引起的结膜炎会侵犯角膜，可能会引起角膜穿孔，甚至造成失明。

怎样预防

多观察，早治疗。平时父母应多观察宝宝的眼睛（天热时更应注意），一旦发现眼部异常应尽早带宝宝去医院检查，以免误诊误治。

宝宝的毛巾、脸盆等个人用品应当专人专用。

母亲在照顾宝宝时应洗净双手，并确保衣服清洁。

切忌用不洁的手帕为宝宝擦眼。

怎样护理患了结膜炎的宝宝

为宝宝清理眼部的分泌物时，切记先用流动的清水把手洗净。

用医用棉签蘸上温的生理盐水（棉签不要太湿，以不滴水为宜），轻轻擦洗宝宝眼部的分泌物。如果分泌物较多，父母可用医用棉签蘸上温的生理盐水，放在宝宝眼部湿敷一会儿，再换一个干净的医用棉签从眼内侧轻轻擦拭。擦拭时应注意一次用一个医用棉签，用过的就不能再用。

用眼药水为宝宝滴眼。滴药时应先滴病情较轻的一侧，间隔3～5分钟再滴病情较重的一侧。

宝宝用过的物品（特别是毛巾、手帕）要进行消毒，严防交叉感染。

勤给宝宝洗手，并注意不要让宝宝在摸了患眼后去触摸另一只眼睛，以免导致两只眼睛都被感染。

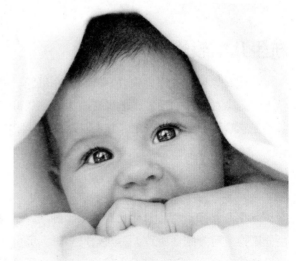

腹股沟疝

腹股沟疝，是婴儿体腔内的小肠、输卵管、卵巢、睾丸等器官经过体腔壁或腔内空隙脱出，在婴儿的腹股沟处形成突出。

父母在宝宝的腹股沟处可以看到或摸到肿块（严重时甚至会肿至阴囊），同时宝宝还会出现爱哭、不安、便秘、食欲不振、吐奶等症状。宝宝大声啼哭、咳嗽、排便、排尿时，腹部压力会突然增大，突起会更加明显，父母一定要当心。

男宝宝更容易患腹股沟疝

相比于女宝宝，男宝宝患腹股沟疝的概率要高得多。

除极少数婴儿外，大部分腹股沟疝不能自愈。随着病情的拖延，婴儿的疝块还会逐渐增大，不但给治疗带来难度，还容易发生疝嵌顿（疝块突然增大，伴有剧烈疼痛）。疝嵌顿容易引起肠管、输卵管等器官坏死，危及宝宝的生命，一定不能掉以轻心。

如果没有特殊情况，父母在发现宝宝患了腹股沟疝后，应及早带宝宝到医院诊治，力求早日治愈。

腹股沟疝的判断方法

如果宝宝在哭闹、咳嗽、剧烈运动、大便干结时腹股沟或阴囊处（女宝宝则在大阴唇上方）出现突起的肿块，宝宝平躺或用手按压时可以消失，宝宝再次哭闹时又出现，父母就应考虑宝宝患腹股沟疝的可能性，并尽快带宝宝到医院检查。

如果上述肿块多次出现，甚至可以下降到宝宝的阴囊里，用手不能推回去，并伴有哭闹不止、烦躁不安、恶心、呕吐、发热、厌食等症状，说明疝已经发生嵌顿，父母应立即带宝宝到医院救治。

腹股沟疝的预防

多观察宝宝的腹股沟和阴囊，发现肿胀，或有时隐时现的块状物时要及时咨询医生，必要时可带宝宝到医院检查。

不要将宝宝的腹部裹得太紧，以免加重腹内压力，诱发疝的发生。

不要让宝宝过早站立，以免肠管下坠，形成疝。

尽量少让宝宝长时间、大声地啼哭，以防腹压升高，引起疝。

宝宝咳嗽时应及早治疗，尽量少让宝宝大声咳嗽。

注意预防和治疗宝宝的便秘，不要让宝宝用力排便，以免引起腹压升高，诱发疝。

脑膜炎

脑膜炎是指包覆着大脑和脊髓表面的组织受到感染而引起的脑部疾病。常见的脑膜炎有由细菌感染引起的细菌性脑膜炎和由病毒感染引起的病毒性脑膜炎两种。

如果细菌感染引起的脑膜炎得不到及时治疗，很快就会发展到危险阶段，使宝宝出现心智障碍、脑麻痹，甚至死亡。而病毒性脑膜炎的病程一般较短，轻者可自行缓解，重者对患儿神经组织产生影响，危及其生命。

脑膜炎的主要症状

脑膜炎的常见症状是发热，精神萎靡，嗜睡，或爱哭闹（特别是发出尖锐且持续的哭声），目光发直，呕吐等。有的患儿会出现粉红色或紫红色、扁平、指压不褪色的特殊皮疹。脑膜炎患儿还有可能出现狂躁或过度嗜睡症状，偶尔还会出现昏迷或惊厥。

如何预防

按时、按计划接种疫苗。

传染病流行期间，做好宝宝与传染病人的隔离工作。

积极防蚊灭蚊，预防蚊虫叮咬引起的病毒性脑膜炎。

宝宝的房间要多通风，保持空气的流通和新鲜。

宝宝患脑膜炎后的护理

发现可疑症状立即就医，切勿拖延。

宝宝高热寒战时要注意保暖，用退烧药时要充分给宝宝补充水分，热退后要及时帮宝宝换掉衣服。

如果宝宝昏迷，父母应使宝宝平卧，将头偏向一侧，帮助分泌物排出，以免引起窒息。

每2小时帮宝宝翻1次身，并轻拍宝宝背部，促进排痰。

外耳道疖肿

外耳道疖肿主要发生在夏秋季节。出汗、洗澡时耳朵进水，泪水进入外耳道都有可能引起外耳道疖肿。婴儿贫血、便秘、内分泌紊乱或免疫力低下时，也容易出现外耳道疖肿。

外耳道疖肿的症状

外耳道疖肿时会造成耳内剧痛，有时还会延伸到同一侧的头面部，使宝宝在张口、打哈欠时感到疼痛。患了外耳道疖肿的宝宝通常会出现拒乳、抓耳、摇头、夜间哭闹、难以入睡等症状。检查宝宝的外耳道时，父母可发现耳道内有一个或多个红肿、隆起的小疖子。随着时间的推移，这些疖子会逐渐变软、流脓，最后慢慢消失。

外耳道疖肿不仅会给宝宝带来身体上的痛苦，疖肿堵塞外耳道时还可以引起宝宝听力减退。如果父母在触摸到宝宝的耳郭、耳屏或耳前部位时发现宝宝哭闹加剧，就应该考虑宝宝是否患了外耳道疖肿，并尽快带宝宝到医院检查治疗。

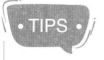

区别外耳道疖肿和急性中耳炎

外耳道疖肿和急性中耳炎的区别在于，外耳道疖肿在牵拉耳郭或按压耳屏时疼痛会明显加剧，急性中耳炎则不会出现这种现象。

外耳道疖肿的护理和治疗

外耳道疖肿初期，父母可用消过毒的纱布条蘸上5%～10%鱼石脂软膏塞于外耳道患处，每天换1次药，连用3～4天，一般可以痊愈。如果疖肿化脓，父母应尽快带宝宝到医院进行手术排脓，并在医生指导下用药治疗。

外耳道疖肿的预防

预防外耳道疖肿的关键在于保持皮肤的清洁、干燥。除了严禁为宝宝挖耳外，父母还应防止洗澡时脏水进入宝宝耳内。平时，父母还应及时为宝宝剪指甲，以免宝宝抓挠耳朵时损伤外耳道，引起外耳道疖肿。

中耳炎

小儿中耳炎的常见类型

卡他性中耳炎：又称分泌性中耳炎或非化脓性中耳炎，表现为耳内闷胀感、听力下降。急性期可有轻度的耳痛。卡他性中耳炎是小儿常见致聋原因之一。

急性化脓性中耳炎：表现为发热和耳痛、耳内流脓。

慢性化脓性中耳炎：表现为耳内间断或持续性流脓、鼓膜穿孔、听力下降。

如何判断宝宝患了中耳炎

由于宝宝不会说话，无法表达自己不适的感觉，所以很难判断宝宝到底是哪里不舒服。不过，宝宝如果患了中耳炎，也会有一些比较典型的表现，能够给父母一些提示：

1.中耳炎常常会造成疼痛，由于耳内疼痛，宝宝会用手抓挠耳朵，不肯吃东西，哭闹，不愿意入睡。

2.中耳炎往往伴随着发热。

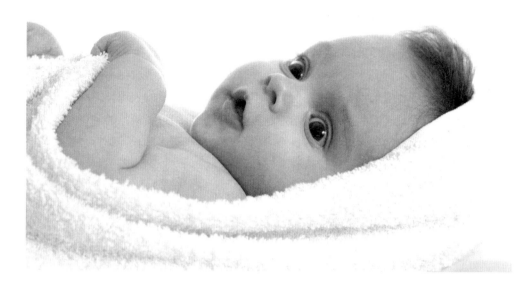

3.看看有无化脓。如果宝宝耳朵里流出黄色带血丝的液体或者脓液，那很有可能是患上了中耳炎。

预防措施

1.给宝宝洗澡、洗头时要注意保护好他的耳朵，防止脏水流入耳内发生感染。

2.给宝宝喂奶时不要让宝宝平躺，要将他的头部抬起，奶嘴孔也不要太大，以防宝宝呛奶，奶液进入中耳。

3.不要轻易给宝宝掏耳朵，以免不小心损伤外耳道甚至鼓膜，引起感染。

4.宝宝感冒时要及时治疗，许多小儿中耳炎都是由感冒引发的。

髋关节脱位

髋关节脱位是股骨头从髋臼脱出的骨关节疾病。很多宝宝从一出生就存在着髋关节脱位的症状，通常被认为是先天性髋关节脱位。其实，新生儿髋关节脱位既有髋臼发育缺陷和遗传因素的原因，也有宝宝分娩时的机械因素及襁褓包裹方法不当的原因，比如，我国民间流行的捆蜡烛包的襁褓形式，就是造成宝宝髋关节脱位的重要原因。

髋关节脱位不易被发现

宝宝早期出现的髋关节脱位可能双侧同时发生，也可能只在一侧发生，总的来说，女宝宝的发病率要高于男宝宝。和外伤等原因引起的髋关节脱位不同的是，这种脱位没有疼痛感，在宝宝没学会走路前父母不容易看出其异常的表现，因此髋关节脱位不容易被父母发现。髋关节脱位的治疗越早越好，一旦错过了最佳的矫正时机，宝宝的年龄越大，治疗的效果会越差，最终可能导致宝宝双腿不等长、跛行、髋关节疼痛等不良后果，父母对此必须加以重视。

如何确定宝宝是否髋关节脱位

髋关节脱位的早期表现是宝宝髋关节的外展外旋受限制。如果将宝宝患侧的髋部弯曲到90°，宝宝的下肢将不能平放在床上。若是单侧脱位，父母还可以看到宝宝患侧的下肢比另一侧短。如果父母在宝宝学会走路前看到这样的症状，应当想到宝宝髋关节脱位的可能，并及时带宝宝到医院检查。

这里有三个简便方法，父母可以用来帮助自己确定宝宝是否髋关节脱位。

观察臀纹法：让宝宝俯卧在床上，观察其臀部下侧的横纹。正常情况下，宝宝臀部两侧的臀纹是对称的，数量也相同。如果出现不对称或数量不一的臀纹，说明宝宝有髋关节脱位的可能，应尽快带宝宝到医院检查。

蛙式法：让宝宝仰卧在床上，屈膝、屈髋，抬起宝宝的膝关节，使其保持像青蛙一样的姿势向两侧外展，观察宝宝的膝盖是否能挨到床。如果两膝均能挨到床则为正常，如果一膝或两膝不能挨到床，则应到医院检查。

屈膝法：让宝宝仰卧在床上，将其双脚对正，使其膝关节屈曲90°，两踝靠拢，观察宝宝的膝盖是否等高。如果宝宝的膝盖一高一低，最好带宝宝去医院检查，因为这可能是髋关节脱位的表现。

另外，在给宝宝换尿布时，父母如果听到宝宝的大腿根咔咔作响，最好带宝宝到医院做进一步检查，因为这种声音预示着宝宝的髋关节有脱臼的可能。

手足口病

手足口病是一种由肠道病毒引起的传染病。

小儿手足口病普通的发病周期在一周左右，而且大多患儿为突然发病。主要表现为手、足、口腔等部位的疱疹，但手、足、口各部位的疹子不一定都会同时出现在患儿身上。

宝宝患手足口病有什么症状

宝宝患手足口病主要有以下症状：

发热：大多数患有手足口病的宝宝会伴随持续发热，并且出现斑丘疹或疱疹。如有高热持续不退，建议尽早就医，以防引发并发症。

厌食：在口腔两颊黏膜与唇内硬腭等处有疱疹，口腔疱疹易破，常出现溃疡，所以宝宝在吃东西时感到格外疼痛，因而出现拒绝进食、流口水等症状。因此建议给宝宝吃一些流质食物。

口腔疱疹：口腔黏膜的疱疹出现得比较早，有疼痛，像绿豆大小一样，散落在口腔内，周围有红晕，主要位于舌及颊黏膜，唇齿侧也常发生。同时口腔里的水疱很快破溃而形成点状或片状的糜烂面。

手足臀疱疹：手、足等远端部位出现斑丘疹或疱疹，呈圆形或椭圆形。然后水疱的中心凹陷变黄、干燥、脱掉。斑丘疹大多在1周内由红变暗，然后消退。除手足口外，亦可见于臀部及肛门附近，偶可见于躯干，数天后消退，皮疹不留瘢痕或无色素沉着。

宝宝患手足口病若无其他并发症，一般病程约为1周，多数可自愈，预后良好，无后遗症。但如果宝宝出现发热等症状就应及时上医院，以排查出健康隐患。

正确护理患手足口病的宝宝

宝宝如果确诊患了手足口病，妈妈需对宝宝进行以下护理：

隔离

一旦发现宝宝感染了手足口病，应避免与外界接触，一般需要隔离2周。

消毒

宝宝用过的物品要彻底消毒：可用宝宝专用消毒液浸泡，不宜浸泡的物品可放在日光下暴晒。宝宝的房间要定期开窗通风，保持空气新鲜、流通，温度适宜。

降温

要注意给宝宝散热、降温。可以通过多喝温水或洗温水浴等方法降温。

口腔卫生

保持口腔清洁，溃疡局部可用淡盐水抹拭，局部吹敷锡类散或西瓜霜等。

饮食清淡

饮食要清淡，最好是流质食物，尽量避免酸辣、燥热、难消化的食物。妈妈可适当煮些易消化、清热利湿的食物。

为了避免脱水，要坚持给宝宝喂母乳、配方奶或水，给较大的宝宝可以喂稀释的果汁。

注意预防手足口病

手足口病传播途径多，婴幼儿容易感染，做好卫生是预防本病传染的关键。

1.饭前、便后、外出后要用肥皂或洗手液给宝宝洗手，不要让宝宝喝生水、吃生冷食物，避免接触其他患病的宝宝。

2.看护人接触宝宝前，或给宝宝更换尿布时，处理粪便后均要洗手，并妥善处理污物。

3.奶瓶、奶嘴使用前后应充分清洗。

4.本病流行期间不要带宝宝到人群聚集、空气流通差的公共场所。

5.注意保持家庭环境卫生，居室要经常通风，勤晒衣被。

6.宝宝一旦出现相关症状要及时到医疗机构就诊。父母要及时对宝宝的衣物进行晾晒或消毒，轻症宝宝不必住院，宜居家治疗、休息，避免交叉感染。

手足口病能自愈吗

手足口病与"水痘"一样，无特效药治疗，但具有自限性，个别患儿即使不治疗，在1周内也可痊愈。但并不能因此就等待宝宝自愈，因为该病发病过程中，人体的抵抗力会下降，而且口腔、手、足甚至背、臀部位出现的疱疹在破溃后会形成小溃疡，受伤的皮肤黏膜很容易感染其他的病毒和细菌，诱发病毒性肺炎、心肌炎、脑炎等。所以妈妈如发现宝宝出现手足口病的症状，最好及时带宝宝去医院。

咳嗽

咳嗽是呼吸道的一种保护性反射，是呼吸道受到刺激（如炎症、异物）后，发出冲动，传入延髓咳嗽中枢引起的一种生理反射，可以排出呼吸道分泌物或异物，保持呼吸道的清洁和通畅，因此，咳嗽一般是一种有益的动作。

咳嗽虽然有有利的一面，但也有不利的一面，剧烈咳嗽可诱发咯血等。长期、频繁、剧烈的咳嗽影响睡眠，甚至引起喉痛、音哑和呼吸肌痛，属病理现象。因此，宝宝咳嗽时，妈妈一是要放平心态，二是要学会正确的处理方法，及时及早地缓解宝宝的咳嗽。

了解宝宝发生咳嗽的原因

有很多原因可引发宝宝咳嗽，妈妈应注意区分。

原因	特点
普通感冒	宝宝伴有其他感冒症状，如流鼻涕、发热等
急性支气管炎	早期为轻度干咳，后转为湿性咳嗽，喉咙里有痰鸣音或咳出黄色脓痰。急性支气管炎通常在感冒后接着发生，由细菌或病毒感染导致。咳嗽有痰，有时剧烈咳嗽，一般夜间咳嗽次数较多
急性感染性喉炎	有声音嘶哑、犬吠样咳嗽、喉鸣等症状。较大的宝宝会表述咽喉疼痛，不会表述的宝宝常表现为烦躁、拒哺，咳嗽时发出犬吠样的声音
百日咳	咳嗽日轻夜重，连咳十几声便喘不过气来，咳嗽终末还带有似鸡鸣样的吸气声。伴随症状：哭闹、流口水以及呕吐
过敏性咳嗽	持续或反复发作性的剧烈咳嗽，晨起较为明显，宝宝运动时咳嗽加重，宝宝遇到冷空气时可能有打喷嚏、流鼻涕等症状，但痰很少

及时发现小儿肺炎

肺炎是临床常见病，四季均易发生，以冬春季为多。如治疗不彻底，易反复发作，影响宝宝发育。

肺炎临床表现为发热、咳嗽、呼吸困难，也有不发热者，新生儿、重度营养不良患儿体温可在正常范围内或低于正常，因此大人往往容易忽视，并导致不良后果。

同时患儿可伴有精神萎靡、烦躁不安、食欲不振、轻度腹泻等症状。小儿肺炎只要及时发现和有效地治疗，患儿可很快康复。

对于肺炎来说，除了呼吸道症状外，应该还有胸部X线检测结果，以及病原学检测结果。

宝宝咳嗽的护理方法

若宝宝出现咳嗽的症状，妈妈可以这样照顾宝宝，以缓解宝宝因咳嗽带来的不适。

夜间抬高宝宝头部

如果宝宝入睡时咳个不停，可将其头部抬高，咳嗽症状会有所缓解。头部抬高对大部分由感染而引起的咳嗽是有帮助的，因为平躺时，宝宝鼻腔内的分泌物很容易流到喉咙下面，引起喉咙发痒，致使咳嗽在夜间加剧，而抬高头部可减少鼻腔分泌物向后流。

水蒸气止咳法

如果宝宝咳嗽严重，可让宝宝使用雾化器；或者抱着宝宝在温度适宜的充满水蒸气的浴室里坐5分钟，潮湿的空气有助于让宝宝喉咙保持湿润，平息咳嗽。

热水袋敷背止咳法

热水袋中灌满40℃左右的热水，外面用薄毛巾包好，然后敷于宝宝背部靠近肺的位置（隔着衣服），这样可以加速驱寒。这种方法对伤风感冒早期出现的咳嗽症状挺有效。

热饮止咳法

多喝温热的水可使宝宝黏痰变得稀薄，缓解呼吸道黏膜的紧张状态，促进痰液咳出。最好让宝宝喝温开水或温的米汤等，也可给宝宝喝加热的果汁，果汁应选刺激性较小的，不宜喝橙汁等刺激性的果汁。

对治疗宝宝咳嗽有辅助作用的食疗

宝宝咳嗽，除了针对病因进行治疗外，应用饮食疗法可以起到辅助治疗的效果。

风寒咳嗽

烤橘子

将橘子直接放在小火上烤，并不断翻动，烤到橘皮发黑，并从橘子里冒出热气即可。待橘子稍凉一会儿，剥去橘皮，让宝宝吃温热的橘瓣。如果是大橘子，宝宝一次吃2~3瓣就可以了，如果是小贡桔，宝宝一次可以吃一个。橘子性温，有化痰止咳的作用。

风热咳嗽

1.梨+冰糖+川贝

把梨靠柄部横断切开，挖去中间核后放入2~3粒冰糖，5~6粒川贝（川贝要敲碎成末），把梨对拼好放入碗里，上锅蒸30分钟左右即可，分两次给宝宝吃。此方有润肺、止咳、化痰的作用。

2.煮萝卜水

白萝卜洗净，切薄片，放入小锅内，加大半碗水，放火上烧开后，再改用小火煮5分钟即可。等水稍凉后再给宝宝喝，此方治疗风热咳嗽、鼻干、干咳少痰的效果是不错的。

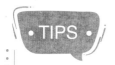

区别风寒咳嗽和风热咳嗽

风寒咳嗽症状为：咳声重，咽痒，痰稀薄、色白，常伴鼻塞、流清涕、头痛、恶寒发热、无汗等表证。

风热咳嗽症状为：咳痰不爽，痰黄或黏稠，咽痛，身热，鼻流黄涕，口渴，舌苔薄黄。

腹泻

几乎每个宝宝都不止一次地发生过腹泻，尤其是年龄较小的宝宝。所以，它是宝宝们最容易患的"小儿四病"之一。宝宝腹泻不止时，妈妈们的心里都很着急，只想宝宝快点儿好起来，恨不得把各种能够止泻的药物、偏方都给宝宝用上。

然而，宝宝非但不见好，反而止不住地腹泻，甚至拖至几个月不愈，使宝宝的生长发育受到很大影响，有时甚至危及生命。为了让宝宝平安健康地长大，妈妈应多了解宝宝腹泻的防治及护理。

引起宝宝腹泻的原因

导致腹泻的原因有很多，但主要有以下几个方面：

消化不良：婴儿消化系统发育不成熟，如果喂养不当，如过快、过多喂淀粉类、脂肪类食物，或一次进食过多等都可能引起消化功能的紊乱，导致腹泻。

受凉：气温低，腹部受凉，使肠蠕动增加，可能引起腹泻。

感染：由于宝宝的胃肠道功能发育还不够完善，比较容易感染病毒。在秋冬季，轮状病毒感染是引起腹泻的常见原因。另外，饮食不卫生，或食具没有消毒，也有引起腹泻的可能。

生病：宝宝因抵抗力较低而易发生感染，如患感冒、肺炎、中耳炎等，也会引起腹泻。

过敏：对牛奶、花生、鱼、虾等不容易消化的蛋白质过敏，也容易引起宝宝腹泻。

夏天宝宝容易患细菌性肠炎

夏季天气炎热，细菌容易滋生，宝宝易患细菌性肠炎。细菌性肠炎的症状如下：

刚开始时宝宝大便异常，有点儿像拉肚子，大便类似单纯消化不良引起的腹泻，症状相对较轻，粪便带轻微酸味，粪便呈糊状，有黏液，有少量泡沫，没有血液；之后，则粪便带酸臭味，有黏液（有时浓有时稀），有少量泡沫，有脓血，此时宝宝食欲下降，不怎么吃东西了，精神也相对差些，但还会玩，睡觉也还可以，但时不时会发出"嗯嗯"的声音，表示不舒服。

此外，腹泻的宝宝往往因肠道痉挛而引起腹痛，腹部保暖可缓解肠道痉挛，达到减轻疼痛的目的。

注意"秋季腹泻"

秋季腹泻，顾名思义，常发生在秋冬寒冷季节的腹泻。主要有以下症状和特点：

1.常在秋冬季发病。

2.病程3～8天，长可达14天。

3.平均一天拉五六次，多的达到数十次，大便稀，表现为水样便或蛋花样便，呈黄绿色或乳白色，带有少量黏液，无腥臭味。

4.用抗生素治疗无效。

5.患儿发病初期一般有发热、咳嗽、流涕等感冒症状，病初1~2天常发生呕吐，随后出现腹泻的症状。

秋季腹泻是一种自限性疾病，一般无特效药治疗，多数患儿在一周左右会自然止泻。有时，不用药物治疗，只是靠口服补液，绝大多数的患儿也能自然痊愈。所以，当宝宝患秋季腹泻时，妈妈最主要的任务是给宝宝补液。

此外，还要注意以下几点：

1.注意饮食。母乳喂养的患儿继续母乳喂养。人工喂养的患儿可用配方奶加等量米汤或水稀释，腹泻好转后渐恢复正常饮食，有迁延倾向的可更换为低乳糖或不含乳糖的奶粉。如宝宝已添加辅食，可给宝宝准备粥、面条或烂饭。可给适量新鲜果汁或水果以补充钾。

2.可选用的药物。双歧杆菌，但不可擅自服用，需要咨询医生。

3.看医生。如果宝宝3天不见好转，或3天内出现下列任何一种症状，应找医生诊治：腹泻次数和量增加、不能正常饮食、频繁呕吐、发热、明显口渴、粪便带血。

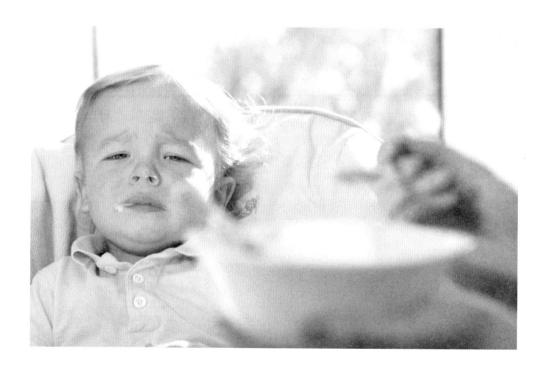

宝宝腹泻的护理方法

当妈妈发现宝宝腹泻时，应注意以下几点：

1.给宝宝多喝水，6个月后的宝宝可以多喝蔬菜汁和果汁，如果是母乳喂养就不要再加奶粉了。哺乳期妈妈也要饮食清淡，不能太油腻了，也要多吃水果和蔬菜，补充维生素。人工喂养的宝宝应该换腹泻奶粉喝，待宝宝腹泻好了再换成普通奶粉。

2.6个月后的宝宝在腹泻期间，要给他一些清淡易消化的食物，如米汤、菜汤、米粥，而且要遵循少量多餐的原则，不要给宝宝吃生冷、油腻的食物。

3.如果粪便化验结果有问题，一定要按医嘱服药。很多妈妈不想给宝宝服用抗生素，怕对宝宝有副作用。即便用了，也总是按最小剂量用，病情一好转，就立即停掉了。其实，这些做法是不妥当的。要想更好地发挥抗生素的药效，必须按医嘱定时定量地服药，这一点非常重要，如果对药物用量有疑问，一定要当面问清医生，不可回到家后自作主张。此外，抗生素一般在饭后服用，这样一方面可以减少药物对胃肠的刺激，另一方面也可以增加胃肠对药物的吸收时间。

4.在宝宝肠道的恢复期，可以给宝宝吃一些金双歧等，这些都是补充肠道有益菌的，可以加快宝宝的恢复进程。需要注意的是，益生菌制剂与抗生素服用的时间需间隔2小时。

注意预防宝宝脱水

预防宝宝脱水重要的一点是保证宝宝摄入充足的液体，尤其是在天气热或宝宝生病时，应该坚持给宝宝喂母乳或配方奶，如果宝宝已经4个月大了，还可以给他喝一些水。如果开始吃辅食了，水量还要增加。

如果给宝宝喝果汁，不要通过增加果汁量来补充水分，但可以把果汁放到白开水中进行稀释。

另外要记住，一旦宝宝开始出现脱水（超过6小时没有尿、小便暗黄、嗜睡倦怠、嘴唇干裂、眼泪少等），他体内的电解质就会丢失，这时应该在医生的指导下给他喝特殊的口服补液盐溶液加以补充，从而改善宝宝脱水现象。

麻疹、水痘

虽然水痘和麻疹都具有传染性，但是由不同的病毒引起，症状表现也有所不同。所以大家应该正确区分麻疹跟水痘，但不论是麻疹还是水痘，都应该一发现就去医院治疗，耽误不得。

宝宝出水痘的症状

水痘是由水痘-带状疱疹病毒感染引起的出疹性传染病，一年四季都可以发病，冬春季节是水痘的高发期。

宝宝发病前有头痛、全身倦怠等前期症状，发病后有轻、中度的发热。一般2天内出现皮疹，很快变为透明饱满的水疱，24小时后水疱混浊并中央凹陷，周围伴明显红晕。疹子先出现在脸上，继而在躯干、四肢出现，黏膜也可能受到感染，在口腔、咽部、眼结膜、生殖器、肛门等处长出疹子。数目一般以躯干为多，脸上和头部次之，四肢、手足更少。出疹期为1~6天，变为水疱到水疱脱落为2~3天，整个病程为2~3周。正常情况下不会落下瘢痕，但是在水疱期，痛痒感十分明显，如果忍不住抓挠，引起感染，就会留下瘢痕。

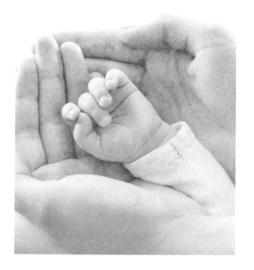

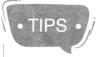

水痘的传播途径

水痘病毒存在于疱疹的疱浆、血液和咽部分泌物中，接触患病宝宝使用过的食具、玩具、被褥、衣物等物品，在患病宝宝咳嗽、打喷嚏的时候接触宝宝喷出的呼吸道飞沫，都可能引起感染。

水痘的传染性很强，凡是接触过水痘病毒的宝宝，有很大的概率会被传染，妈妈一定要提高警惕。

水痘的治疗和护理方法

水痘是一种可以自己痊愈的良性传染病，一般在10～14天就会自动痊愈，也不会留下什么后遗症。

宝宝出水痘没有特效治疗药和治疗方法，主要是预防皮肤继发感染，保持清洁。在痊愈之前，不要洗澡，但应勤给宝宝更换衣物和被褥，避免感染；并涂抹炉甘石洗剂，预防宝宝抓挠。另外，要剪干净宝宝的指甲，避免抓破水痘，如果抓破可以用浓度为1%的甲紫溶液涂抹，这可以加速创面干燥和抗感染。如果发生全身感染症状，持续发热，需要及时就医，在医生指导下使用药物治疗。但是要注意水痘不能用含皮质激素的药物治疗，否则会加重病情。

另外，要加强饮食和生活的调理，让宝宝多注意休息，食物要清淡、易消化，并通过多喝温开水等来降火、排毒。

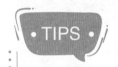

水痘得过不会再得

水痘感染后可获得持久免疫力，如果宝宝已经得过一次水痘，一般以后就不会再得。但是，对那些体质虚弱、免疫力很差的宝宝和患哮喘、白血病等疾病的宝宝来说，水痘会增加宝宝被其他致病微生物感染的概率，可能使宝宝出现肺炎、脑炎、心肌炎等比较严重的并发症，必须引起重视。

宝宝出麻疹的症状

麻疹主要通过打喷嚏、咳嗽、说话等引起的唾液飞沫传播，传染源是麻疹患者。麻疹的传染性很强，患麻疹的宝宝出疹前5天至出疹后5天都有很强的传染性，妈妈一定要让自己的宝宝和患了麻疹的宝宝隔离。

麻疹一般有10天左右的潜伏期，随后会出现发热、咳嗽、流鼻涕、咽部充血等症状。结膜充血、流眼泪、怕光、眼睑水肿是麻疹的特点。发热3天后，宝宝的耳后、发际、颈部直至额面、躯干、四肢、手脚心就会开始出现红色斑丘疹，并随着病情的发展融合成片，颜色也不断加深。出疹3天后，麻疹开始逐渐消退，疹退后7～10天，宝宝将逐渐痊愈。出疹期间，宝宝的体温可突然升高到40℃，很容易引起各种并发症，妈妈应该小心护理。

麻疹宝宝的家庭护理

宝宝患了麻疹后，妈妈最好多让宝宝卧床休息，并要注意保持室内通风，避免强光刺激宝宝的眼睛，还要勤为宝宝清洁眼、耳、鼻和口腔，避免细菌滋生，引起这些部位的炎症。多喝水有利于宝宝退热排毒，所以妈妈应该多让宝宝喝水。

宝宝发热期间，妈妈应尽量让宝宝吃清淡、容易消化的流质食物，并尽量经常更换花样，以增强宝宝的食欲。由于高热导致的食欲不振容易使宝宝出现营养不良，妈妈应给宝宝准备营养丰富的食物。

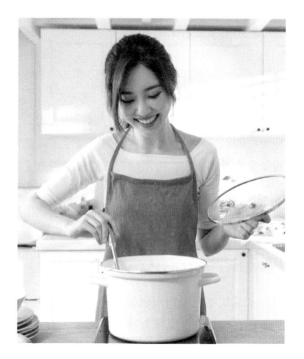

如果宝宝的体温达到高热，妈妈可以使用退烧药，但忌用冷敷，也不要用酒精为宝宝擦拭降温。

如果宝宝出汗很多，出汗后要及时为宝宝擦干皮肤，更换衣物，注意保持宝宝的皮肤清洁。在温度适合的情况下，妈妈可以每天用温水为宝宝进行一次擦浴（注意不要用肥皂）。还要勤帮宝宝剪指甲，以防宝宝抓破皮肤，引起继发感染。

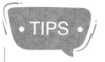

接种麻疹疫苗

预防麻疹的关键是接种麻疹疫苗。妈妈可带宝宝到社区医院接种麻疹疫苗，帮助宝宝预防麻疹。一般情况下，宝宝出生后8个月就需要进行第一次麻疹疫苗接种，18～24个月龄的宝宝要完成第二次接种。如果宝宝没有在早期进行疫苗接种，在接触麻疹患者后的5天内立即给予免疫球蛋白，也能起到预防发病或减轻病情的效果。

弱视

弱视是指宝宝的眼球没有任何器质性的病变，矫正视力达不到正常，或者双眼的视力相差2行以上。

引起弱视的原因很多，斜视、高度远视、白内障、角膜白斑等因素都可以引起弱视。弱视会导致宝宝双眼立体视力变差，从而使宝宝不能准确地判断物体的方位和远近，还会使宝宝长大后难以从事驾驶、操作精密仪器等精细工作。如果不及时治疗，会严重影响宝宝的正常生活。

宝宝弱视越早治疗越好

弱视是不能自愈的，而治疗弱视的关键，则在于对弱视的及早发现、及早治疗。在宝宝眼睛发育的过程中，0～3岁是宝宝眼睛发育的关键期。如果过了12岁，宝宝的视觉发育基本定型，再治疗起来就非常困难了。

所以，妈妈一定要注意观察宝宝，如果发现宝宝看东西时总喜欢眯眼睛、歪头、离看的东西非常近的话，就要立即带宝宝到医院检查眼睛。

弱视的治疗方法

如果宝宝已经出现弱视，妈妈应听从医生的建议为宝宝配眼镜、戴遮眼罩。合适的眼镜可以促进宝宝视觉功能的发育，为宝宝配合适的眼镜是治疗弱视至关重要的环节，妈妈一定不要仅仅因为担心宝宝一旦戴上眼镜就很难摘掉而不为宝宝配合适的眼镜，从而耽误了治疗的最佳时机。

此外，妈妈还可以多让宝宝玩一些比较精细的活动，如拼插玩具等，锻炼宝宝的眼睛，使宝宝的视力得到提高，从而纠正弱视。

眼镜要定期更换

有的弱视儿童一副眼镜一戴就是很长时间，这是错误的。因为随着宝宝身体的发育，其屈光度数会随之发生变化，所以弱视儿童应定期验光，必要时需重配眼镜。

盖住好的眼睛，锻炼差的眼睛

如果是一只眼睛好、一只眼睛弱视的宝宝，需要盖住好眼、锻炼差眼进行治疗，这看起来像独眼侠，为什么要这样做呢？因为这样的宝宝绝大多数看东西时都是用好的眼睛，这样一来，那差眼就更差了，并且得不到锻炼。所以治疗弱视就是盖住好眼、锻炼差眼。虽然这样的方法让很多患有弱视的宝宝不能接受，不愿意配合，但家长一定要重视这一点，一定要做好宝宝的心理疏导，让宝宝接受这样的治疗方法。

弱视容易复发

弱视只要治疗及时、方法得当，治疗后就会有明显效果，但容易复发。如果见效后就立即停止治疗，而不进行巩固治疗，视力很快又会下降。对于这一点，许多家长不太清楚。他们往往在宝宝的视力恢复正常后，就如释重负，放松警惕甚至停止治疗，结果导致弱视很快又复发。因此，应在患儿弱视眼的视力达到或接近正常后，再进行一个较长时间的巩固治疗，并需经过三年的随访，直到患儿的视力一直保持正常才算治愈。

学会保护宝宝的眼睛

宝宝成长期间，妈妈要注意保护宝宝的眼睛。不要让强光直接照射宝宝的眼睛，不要过早让宝宝读书、看电视，多带宝宝到户外活动，避免宝宝用眼过度，等等。

平时，妈妈可以多让宝宝吃青菜、水果、豆制品、海带等富含维生素和矿物质的食物，少让宝宝吃糖果，给宝宝的眼睛提供全面而充足的营养，促进宝宝眼睛的正常发育，降低弱视的发生率。

宝宝出生后，应重视视力筛查，无论发现双眼正常与否，都应定期由专业眼科医生做检查，看看是否存在弱视的可能。

图书在版编目（CIP）数据

新生儿婴儿护理大百科 / 常艳美主编. -- 成都：
四川科学技术出版社，2021.11
（优生·优育·优教系列）
ISBN 978-7-5727-0363-8

Ⅰ．①新… Ⅱ．①常… Ⅲ．①新生儿－护理－基本知
识②婴儿－护理－基本知识 Ⅳ．①R174

中国版本图书馆CIP数据核字（2021）第220251号

优生·优育·优教系列
YOUSHENG · YOUYU · YOUJIAO XILIE

新生儿婴儿护理大百科
XINSHENG'ER YING'ER HULI DABAIKE

主　　编　常艳美
出 品 人　程佳月
责 任 编 辑　江红丽
助 理 编 辑　潘 甜　文景茹
封 面 设 计　北极光书装
责 任 出 版　欧晓春
出 版 发 行　四川科学技术出版社
　　　　　　地址：四川省成都市槐树街2号　邮政编码：610031
　　　　　　官方微博：http://weibo.com/sckjcbs
　　　　　　官方微信公众号：sckjcbs
　　　　　　传真：028-87734035
成 品 尺 寸　170mm×240mm
印　　张　16
字　　数　320千
印　　刷　河北环京美印刷有限公司
版　　次　2022年1月第1版
印　　次　2022年1月第1次印刷
定　　价　49.80元

ISBN 978-7-5727-0363-8

邮购：四川省成都市槐树街2号
电话：028-87734035　邮政编码：610031